幼儿保育专业系列教材

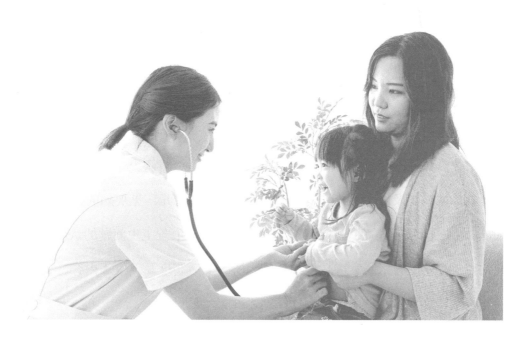

幼儿卫生与保健

YOUER WEISHENG YU BAOJIAN

主　编　吴樱樱　何晓秋

编　委（按姓氏笔画排序）

陈　平　吴樱樱　何晓秋

陆基伟　周燕明　戴丽娜

复旦大學 出版社

内容简介

　　"幼儿卫生与保健"作为幼儿保育专业的一门专业核心课程，是帮助学生掌握幼儿卫生保健、生活照料、安全防护等方面基础知识，以及培养其爱护幼儿、科学保育职业素养的重要课程。

　　本书作为课程配套教材，涵盖了幼儿解剖生理特点的认识及保育要点、幼儿生长发育规律的认识及健康评价、幼儿的营养与膳食、幼儿常见疾病的识别及防治基础知识、幼儿常见传染病的识别及预防知识、幼儿常见心理卫生问题的认识及应对、幼儿常用护理急救技术及灾害救护和托幼园所的生活制度及卫生等内容，基本覆盖了幼儿园保育教育质量评估关键指标。

　　本教材根据职业岗位要求，设置为"模块—项目—任务"式的理实一体化教学模式，内容简明扼要、重点突出。同时，注重素养目标、知识目标和技能目标的培养，为加强学生的实训练习、培养和提高学生的职业能力提供坚实的保障。

　　本教材配有PPT教学课件、教案、微课、练习题及答案解析等资源，可登录复旦学前云平台（www.fudanxueqian.com）查看、获取。其中，教案仅限授课教师获取。

复旦学前云平台
使用说明

为提高教学服务水平，促进课程立体化建设，复旦大学出版社学前教育分社建设了"复旦学前云平台"，以为师生提供丰富的课程配套资源，可通过"电脑端"和"手机端"查看、获取。

【电脑端】

电脑端资源包括 PPT 课件、电子教案、习题答案、课程大纲、音频、视频等内容。可登录"复旦学前云平台"www.fudanxueqian.com 浏览、下载。

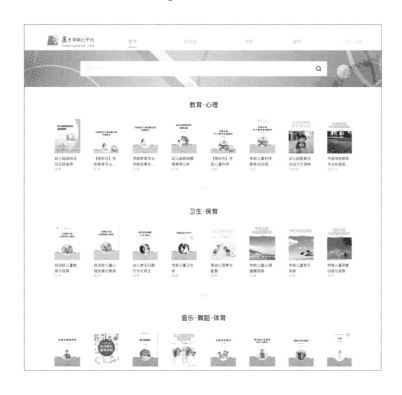

Step 1 登录网站"复旦学前云平台"www.fudanxueqian.com，点击右上角"登录／注册"，使用手机号注册。

Step 2 在"搜索"栏输入相关书名，找到该书，点击进入。

Step 3 点击【配套资源】中的"下载"（首次使用需输入教师信息），即可下载。音频、视频内容可通过搜索该书【视听包】在线浏览。

【手机端】

PPT 课件、音视频、阅读材料：用微信扫描书中二维码即可浏览。

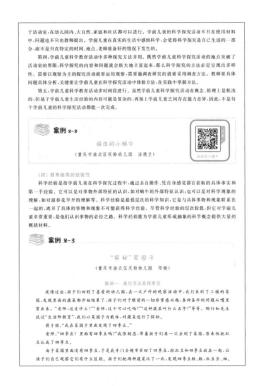

扫码浏览

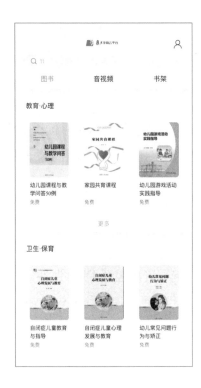

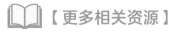【更多相关资源】

更多资源，如专家文章、活动设计案例、绘本阅读、环境创设、图书信息等，可关注"幼师宝"微信公众号，搜索、查阅。

平台技术支持热线：029-68518879。

"幼师宝"微信公众号

✎【本书配套资源说明】

1. 刮开书后封底二维码的遮盖涂层。

2. 使用手机微信扫描二维码，根据提示注册登录后，完成本书配套在线资源激活。

3. 本书配套的资源可以在手机端使用，也可以在电脑端用刮码激活时绑定的手机号登录使用。

4. 如您的身份是教师，需要对学生使用本书的配套资料情况进行后台数据查看、监督学生学习情况，我们提供配套教师端服务，有需要的老师请登录复旦学前云平台官方网址：www.fudanxueqian.com，进入"教师监控端申请入口"提交相关资料后申请开通。

前 言

国家高度重视学前教育的发展，《中华人民共和国国民经济和社会发展第十四个五年规划和 2035 年远景目标纲要》明确提出要完善一老一小服务体系，推进幼儿照护专业化、规范化发展，提高保育保教质量和水平。教育部《中等职业学校专业目录》2019 年新增幼儿保育专业，2021 年人力资源和社会保障部公布了《保育师国家职业技能标准》。根据幼儿保育专业和保育师对应职业岗位能力要求，该专业毕业生必须掌握幼儿卫生保健的基础知识，具有安全防护与救助、疾病预防与应对等技能，能在幼儿园一日活动中做好保育工作，促进幼儿健康发展。

本教材依据中等职业学校幼儿保育专业人才培养目标和相关职业岗位（群）的能力要求设置，围绕幼儿解剖生理特点的认识及保育要点、幼儿生长发育规律的认识及健康评价、幼儿的营养与膳食、幼儿常见疾病的识别及防治基础知识、幼儿常见传染病的识别及预防知识、幼儿常见心理卫生问题认识及应对、幼儿常用护理急救技术及灾害救护以及托幼园所的生活制度及卫生等内容进行编写，强调理论实践一体化，突出"做中学、做中教"的特色。根据职业岗位要求分成模块化教学，每个模块分若干项目，每个项目下分若干任务。每个任务有"案例导入""任务要求""知识拓展""小结""思考与练习"等栏目，既有利于概括学习要点，又能引导学生积极思考和便于师生互动，有助于学生理解、巩固所学知识，拓宽学生视野，同时使教材的内容更加丰富。

在内容深浅上，本教材注重适应中职学生的年龄特点和幼儿保育专业特点，简明扼要，重点突出，便于学生理解和掌握。在教学实施过程中，提倡案例教学、任务教学、角色扮演、情境教学等方法，要注意素养目标、知识目标和技能目标的贯彻落实，要加强学生的实训练习，切实培养和提高学生的职业能力。通过本课程的学习，力求培养面向城乡各级各类托幼机构从事幼儿园保育教育等工作，坚持立德树人、德智体美劳全面发展的高素质劳动者和技能型人才。

本教材的建议学时为68学时，各模块学时分配可参考表1。当然，授课教师也可依据本校课时安排灵活调整。

表 1　学时分配

模块内容	学时
绪论	2
模块一　幼儿解剖生理特点的认识及保育要点	10
模块二　幼儿生长发育规律的认识及健康评价	6
模块三　幼儿的营养与膳食	6
模块四　幼儿常见疾病的识别及防治基础知识	8
模块五　幼儿常见传染病的识别及其预防知识	10
模块六　幼儿常见心理卫生问题的认识及应对	8
模块七　幼儿常用护理急救技术及灾害救护	8
模块八　托幼园所的生活制度及卫生	10
合　计	68

本教材在编写过程中得到了复旦大学出版社、各位编者及其所在单位的大力支持和帮助，在此深表感谢！同时，也向给予本书编写意见的同行们及所参考教材和书籍的编者们表示深深的谢意！

吴樱樱　何晓秋

目 录

微课：传染病　096

微课：手足口病　103

在线练习　122

模块六　幼儿常见心理卫生问题的认识及应对　126

PPT 教学课件　126

在线练习　144

绪　论

"幼儿卫生与保健"是一门学习幼儿卫生保健基础知识及运用疾病预防、安全防护与救助基本方法和技能来保障幼儿健康发展的课程。学习该课程能帮助学生理解幼儿保教工作的意义,培养学生在幼儿园一日活动中做好保教工作的能力。

根据《中共中央 国务院关于全面深化新时代教师队伍建设改革的意见》《中共中央 国务院关于学前教育深化改革规范发展的若干意见》《中华人民共和国教师法》有关规定,幼儿园教师学历将逐步提升至专科,中等职业学校相关专业重点培养保教工作人员。

本课程依据中等职业学校幼儿保育专业人才培养目标和相关职业岗位(群)的能力要求进行设置,主要讲授幼儿解剖生理特点的认识及保育要点、幼儿生长发育规律的认识及健康评价、幼儿的营养与膳食、幼儿常见疾病的识别及防治基础知识,以及学前教育机构的卫生与消毒等内容,对幼儿保育专业所面向的幼儿园保教人员所需要的知识、技能和素质目标的达成起到支撑作用。

一、托幼机构保教的主要目标

托幼机构保育和教育的主要目标是:促进幼儿身体正常发育和机能的协调发展,增强体质,促进心理健康,培养良好的生活习惯、卫生习惯和参加体育活动的兴趣;发展幼儿智力,培养正确运用感官和运用语言交往的基本能力,增进对环境的认识,培养有益的兴趣和求知欲望,培养初步的动手探究能力;萌发幼儿爱祖国、爱家乡、爱集体、爱劳动、爱科学的情感,培养诚实、自信、友爱、勇敢、勤学、好问、爱护公物、克服困难、讲礼貌、守纪律等良好的品德和行为习惯,以及活泼开朗的性格;培养幼儿初步感受美和表现美的情趣与能力。

二、保教人员的职业道德

1. 职业道德的含义

职业道德是指从事一定职业的人,在工作或劳动过程中应该遵循的与其职业活动紧密联系的道德规范的总和。为了确保职业活动的正常进行,必须建立调整职业活动中发生的各种关系的职业道德规范。

2. 保教人员职业守则

(1) 品德高尚,富有爱心

俗话说:"爱一行干一行。"热爱儿童是爱岗敬业的基础。热爱儿童必须了解儿童,掌握儿童在不同年龄阶段的生理、心理和行为特点,根据儿童的生长发育规律给予科学的教育和指导;热爱儿童必须有爱心、耐心、诚心和责任心,学会站在儿童的角度考虑问题;热爱儿童必须尊重儿童,尊重儿童生存和发展的权利,尊重儿童的人格和自尊心,用平等和民主的态度对待每个儿童。

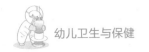

（2）敬业奉献，素质优良

爱岗敬业是社会主义职业道德最重要的体现。诚实守信是中华民族的传统美德，也是优良的职业作风。保教人员不仅要善于与幼儿沟通，还要指导家长，将科学育儿的理念和方法用通俗易懂的语言传递给家长，提高家长科学育儿的水平和能力。

（3）尊重差异，积极回应

每个幼儿都是一个独立的个体，相同的个体在不同的阶段特点不同，所采用的教育方法不同；即使是相同年龄，不同的个体由于其遗传因素、家庭环境因素、接受教育的时间和程度因素的影响，个体差异较大，因此要求保教人员根据每个个体不同阶段的要求和不同个体的差异，合理运用理论来解决不同时期的不同问题。

（4）安全健康，科学规范

幼儿正处于生长发育较快的时期，体格发育稳步增长，智力发育更趋完善，求知欲强、好问，个性开始形成，但防范意识差、意外伤害时有发生。因此要求保教人员要合理安排幼儿的日常生活起居，保证安全健康、科学规范，既要促进智力发育，满足求知欲，培养良好的道德品质、生活习惯和个性，又要预防免疫性疾病及意外伤害。

三、托幼机构卫生保健工作的主要任务

托幼机构卫生保健工作的主要任务是贯彻预防为主、保教结合的工作方针，为集体幼儿创造良好的生活环境，预防、控制传染病，降低常见病的发病率，培养健康的生活习惯，保障幼儿的身心健康。"幼儿卫生与保健"就是围绕此任务而开设的一门课，主要内容包括八大模块：幼儿解剖生理特点的认识及保育要点；幼儿生长发育规律的认识及健康评价；幼儿的营养与膳食；幼儿常见疾病的识别及防治基础知识；幼儿常见传染病的识别及预防知识；幼儿常见心理卫生问题的认识及应对；幼儿常用护理急救技术及灾害救护；托幼园所的生活制度及卫生。幼儿园保教人员应该熟练掌握以上内容，使每名幼儿在一日生活、游戏和学习中得到适当的照顾、帮助和指导。

四、幼儿卫生与保健的学习目标

1. 素养目标

① 形成良好的职业道德（即"四心"：爱心、耐心、细心、责任心），培养良好的职业理想和勤奋学习、不断进取的职业素养。

② 树立严谨认真的工作态度，热爱幼儿保育工作，认同幼儿保育工作的专业性、独特性及其在幼儿身心发展中的价值与作用。

③ 养成良好的言行习惯，衣着整洁得体、语言规范、举止文明礼貌。

④ 构建对幼儿卫生保健工作的思想认识，关注幼儿良好卫生习惯的养成，提高对幼儿安全保护的重视程度。

⑤ 树立具有亲和力、乐观向上、热情开朗的形象，善于自我调节情绪，保持平和心态。

⑥ 提升服务意识、安全意识、环保意识、法律规范意识。

⑦ 构建和谐的家园关系，促进幼儿的身心健康，保中有教，教中有育。

⑧ 养成爱岗敬业，不怕苦、能吃苦，有爱心、责任心和同情心的工匠精神。

⑨ 具有终身学习的理念和不断创新的精神。

2. 知识目标

① 掌握幼儿解剖生理特点、生长发育规律及健康评价要素。

② 掌握幼儿所需营养的相关知识。

③ 掌握幼儿基本急救措施及基本护理方法。

④ 熟悉幼儿常见疾病及传染病的识别与处理。

⑤ 熟悉学前教育机构的一日生活制度和卫生保健制度。

⑥ 了解幼儿园环境的膳食管理。

3. 技能目标

① 能熟练运用"幼儿卫生与保健"的基本知识,分析和解决幼儿卫生保健工作中存在的各种问题。

② 能概述幼儿生长发育的基本规律,熟练模拟体格测量与评价。

③ 能说出幼儿家庭基本护理的要求并能熟练模拟操作。

④ 能说明幼儿五官保健的基本要求并进行模拟操作。

⑤ 能概述幼儿常见病症的临床特征、应对措施和预防护理要求。

⑥ 会进行患病幼儿的应对处理及简单的家庭及在园护理,能根据传染病的传播特征,对传染病发病班进行终末消毒操作。

⑦ 能和身体异常幼儿的家长进行有效沟通。

五、幼儿卫生与保健的学习方法与要求

随着国家计划生育政策的改变,学前教育的发展已越来越重视对学前儿童的健康照顾,幼儿卫生保健已成为幼儿园保教人员必须掌握的一项技能。《幼儿卫生与保健》一书内容的编写也是根据职业学校学生的特点尽可能使专业知识结合幼儿园实际情况,使具体内容易于理解、便于掌握,文字的运用也力求简洁、通俗易懂,精讲理论,重点介绍操作方法,使学生易懂易学,以具有较强的实用价值。

本课程要求学生在学习过程中做到如下四点:

① 幼儿是社会中最为弱势的群体,而幼儿健康对一个家庭乃至社会都有重大影响。因此,保育员在日常工作中在关注幼儿健康的同时,必须关注社会、家庭及环境等。

② 在幼儿活动中,保育员经常面对的是幼儿,对幼儿在日常生活中发生的任何异常表现都要及时发现。因此要求保教人员细心观察,既要关注幼儿的一举一动,又要取得幼儿家长的信任和配合,一切从幼儿的安全利益出发,全心全意为幼儿服务,做一个品德高尚有修养的保教人员。

③ 具有较强的沟通能力和动手能力,能够针对幼儿的特点有效地采集信息,实施正确的体格检查,能够及时、正确地进行初步的处理。

④ 建立正确的临床思维能力,能够根据已经掌握的主诉、症状、体征间的内在联系正确挑选出符合客观实际的证据,以做出合理的判断。

在"幼儿卫生与保健"学习过程中,应善于发现新问题并不断总结,研究解决措施,形成一定的科研能力。

模块一

幼儿解剖生理特点的认识及保育要点

模块导读

　　人体就像一个运作中的机器,每一个部位都发挥着独特的作用,互相默契配合,在不知不觉中工作。一个人只要活着就要吃饭、睡觉、运动、学习、工作,身体各部位还要相互协调、相互适应以预防疾病和维持正常的生理功能,这就是人体的奇妙所在。而人体是由细胞、组织、器官和系统组成,因此本模块将主要阐述幼儿身体各大系统及感觉器官的组成、作用和特点。希望通过幼儿解剖生理特点的学习以及身体各系统保育要点的掌握,为保教人员在保育工作中提供理论基础。

学习目标

1. 掌握幼儿各系统和感觉器官的保育要点。
2. 了解幼儿各系统和感觉器官的解剖生理特点。
3. 能独立且熟练地为幼儿和家庭讲授保育知识。
4. 树立关爱幼儿、科学育儿的理念,并在工作中认知人体、热爱生命、敬畏生命。

内容结构

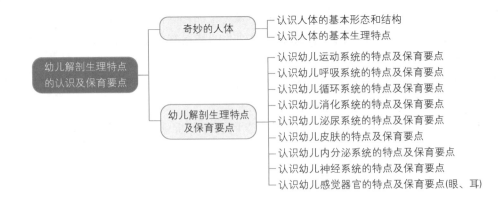

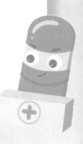

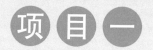

奇妙的人体

任务 1　认识人体的基本形态和结构

案例导入

　　瑶瑶，5岁，中班小朋友。保育老师发现瑶瑶是个喜欢提问题的小朋友，瑶瑶问老师："为什么我们都有鼻子、眼睛、嘴巴、耳朵？我们吃进去的食物跑到哪去了？"经瑶瑶这么一问，保育老师觉得有必要好好给孩子们解释一下。

　　请思考： 应怎样和孩子们解释？

任务要求

　　1. 熟悉人体的基本形态和结构。
　　2. 能够在保育工作中发现幼儿身体的异常，并给予保育指导。

一、人体的基本形态

人体是由头部、颈部、躯干、四肢四个部分组成。由表及里分为皮肤、肌肉和骨骼。

1. 头部

头部分脑颅部和面颅部：脑颅部形成颅腔，内有脑，和脊髓相连；面颅部有眼、耳、口、鼻等器官。

2. 颈部

颈部是头部和躯干相连的部分。

3. 躯干

躯干前面可分为胸部和腹部。胸部有胸腔，腹部有腹腔、盆腔；后面分背、腰、臀。躯干内容纳心、肺、肝、胆囊、脾、胰、肾、胃、小肠、大肠、阑尾和膀胱等脏器。

4. 四肢

四肢分为上肢和下肢。上肢包括上臂、前臂和手，上臂和前臂合称臂，前臂和手连接处叫作腕。下肢包括大腿、小腿和足。

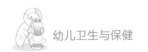

二、人体的基本结构

人体是由细胞、组织、器官和系统构成。人体最基本、最小的结构是细胞,细胞构成组织,组织构成器官,器官构成系统。

1. 细胞

细胞是人体形态、结构、生理功能与生长发育的基本单位。

2. 组织

许多形态、功能相似的细胞和细胞间质结合起来构成人体的组织。

3. 器官

器官是由不同组织经发育分化并相互结合构成的特定形态与功能的结构。几种不同的组织会组成具有一定形态结构和生理功能的器官。

4. 系统

人体内若干功能和结构相近的器官,共同执行某一完整的生理功能而组成系统。一系列器官组成系统,各个系统共同组成完整的人体。

人体共有八大系统,包括运动系统、呼吸系统、循环系统、消化系统、泌尿系统、生殖系统、内分泌系统和神经系统。这八大系统在人体生命活动中起着非常重要的作用。运动系统提供运动和保护的功能;呼吸系统给机体提供氧气和排出二氧化碳;循环系统在体内主要运输氧气、营养、代谢废物等物质;消化系统负责摄取营养和排出食物残渣;泌尿系统将代谢废物排出体外;生殖系统的主要功能是种族繁衍;神经系统和内分泌系统主要对人体的生理活动进行调控。

任务 2　认识人体的基本生理特点

案例导入

乐乐,四岁半,中班小朋友。保育老师发现乐乐非常喜欢提问题,这不又到了中餐时间,小朋友们安静地等着分发食物,乐乐问老师:"我们为什么要吃米饭、面条、鸡蛋、牛奶呢? 老师,今天我可以不吃吗? 为什么每天都要吃呢?"

请思考:应怎样和孩子们解释?

任务要求

1. 掌握人体的基本生理特点。
2. 能够为幼儿和家长讲授常见的生活保育知识。

一、人体的基本生理特点

人体具有新陈代谢、兴奋性、生殖等基本生理特点,其中新陈代谢是其他基本生理特点的基础。

1. 新陈代谢

新陈代谢是指人体与外界环境之间的物质能量交换以及人体内部物质能量的转化过程,是人体最基本的生理活动,包括同化和异化作用。

同化是指人体不断地从外界环境摄取营养物质,把它转化成机体自身的物质并进行新陈代谢,储存能量。

异化是指有机体把自身的物质不断进行分解,把分解产生的废物排出体外,并在物质分解时释放能量,以供机体生命活动的需要。

2. 兴奋性

兴奋性是指生物体能够接受刺激产生兴奋的能力。

3. 生殖

生殖是指生物体具有能够产生与自己相似的子代个体的能力。

二、人体的生理功能调节

1. 神经调节

神经调节是指通过反射对各器官功能的调节。

2. 体液调节

体液调节是指通过体内内分泌腺所分泌的各种激素来完成调节,具有调节人体新陈代谢、生长发育、生殖等基本功能。

3. 自身调节

自身调节是指组织、细胞在不依赖于神经调节或体液调节的情况下,自身对刺激产生的适应性反应过程。一般来说,自身调节的幅度较小,也不十分灵敏,但对于生理功能的调节仍有一定意义。

项目二

幼儿解剖生理特点及保育要点

任务1 认识幼儿运动系统的特点及保育要点

案例导入

云云,五岁半,大班小朋友。保育老师发现云云平时不管走路还是坐着,总是腰有点弯,背是驼着的,上课时也总用手托着脑袋。一天中午,保育老师发现云云出现了以上行为,想把云云拉到跟前说一说,便顺手拉起云云左手。结果云云大哭起来,不准老师牵拉左手了,保育老师吓坏了。

请思考: 1. 云云为什么会有以上表现?

2. 应怎样处理?

任务要求

1. 掌握幼儿运动系统的保育要点。

2. 熟悉幼儿运动系统的特点,能够及时发现幼儿生长发育过程中存在的异常。

一、认识幼儿运动系统的特点

1. 运动系统的组成和作用

运动系统由骨骼、骨连结和肌肉三部分构成,对人体起着支持躯体、保护脏器、产生运动等作用。

2. 幼儿运动系统的特点

幼儿的骨骼特点为柔软、韧性大、硬度小、可塑性强,受压容易弯曲变形;关节灵活,易脱臼;肌肉柔嫩,易疲劳。

(1)骨骼的结构

人体骨骼由206块骨头组成。骨骼是运动系统的支架,分为颅骨、躯干骨和四肢骨三部分(见图1-2-1)。

骨骼由骨膜、骨质、骨髓三层结构组成。骨膜在骨骼的最外面,它是一层薄而坚韧的薄膜,骨膜上有丰富的血管和神经;骨膜内还有大量的成骨细胞,可使骨长粗。幼儿的骨膜比较厚,血管丰富,血液循环快,新陈代谢旺盛,受损后愈合较成人快。

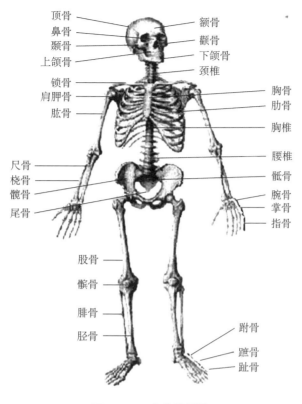

顶骨　　　　　额骨
鼻骨　　　　　颧骨
颞骨　　　　　下颌骨
上颌骨　　　　颈椎
锁骨　　　　　胸骨
肩胛骨　　　　肋骨
肱骨　　　　　胸椎
　　　　　　　腰椎
尺骨　　　　　骶骨
桡骨　　　　　腕骨
髋骨　　　　　掌骨
尾骨　　　　　指骨
股骨
髌骨
腓骨　　　　　跗骨
胫骨　　　　　跖骨
　　　　　　　趾骨

图 1-2-1　人体的骨骼

骨质由结构致密的骨密质和蜂窝状的骨松质组成。幼儿骨的弹性大而硬度小,不易骨折,但受压后容易弯曲变形。骨中间的空腔是骨髓腔,骨髓腔内有骨髓,幼儿的骨髓全部都是红骨髓,具有造血功能。

① 颅骨。多块颅骨交界处形成的间隙称为囟门。小儿出生时颅骨未闭合形成颅缝和囟门。正常小儿出生时有前囟和后囟(见图 1-2-2)。前囟为 2 块额骨与 2 块顶骨边缘形成的菱形间隙,出生时 1.5～2.0 cm(对边中点连线长度),以后随脑的发育和颅骨生长而增大。6 个月左右逐渐骨化囟门变小,在 1～1.5 岁时闭合,最迟不超过 2 岁。后囟为 2 块顶骨与枕骨边缘形成的三角形间隙,出生时很小或者已闭合,最迟出生后 6～8 周闭合。

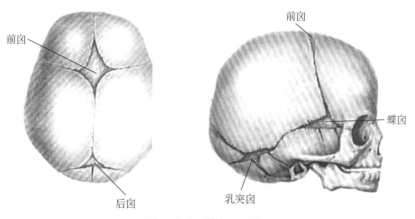

前囟　　　　　　　　　　　　　　前囟

　　　　　　　　　　　　　　　　蝶囟

后囟　　　　　乳突囟

图 1-2-2　前囟和后囟

前囟在保育工作中的意义很大,大小及张力的变化均提示某些疾病的可能。前囟早闭或头围过小提示脑发育不良、小头畸形;前囟迟闭或过大见于佝偻病、甲状腺功能减退症等;前囟凹陷多见于

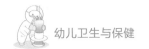

脱水或重度营养不良;前囟饱满常提示颅内压增高,多见于脑膜炎、脑炎、脑积水、脑水肿等。

　　② 脊柱。脊柱是人体的支柱,具有支持身体和保护脊髓、内脏的功能。它在人体的前后方向上出现四个生理弯曲,分别是颈曲、胸曲、腰曲和骶曲(见图1-2-3)。生理弯曲的作用是缓冲震荡、平衡身体。幼儿生理弯曲是随着动作的发展而出现的:2个月会抬头,出现颈曲;6个月会坐,出现胸曲;1岁会行走,出现腰曲;只有骶曲在出生时就已出现。婴幼儿脊柱弯曲并未固定,颈曲、胸曲在7岁骨化,腰曲在13岁左右才骨化,20～21岁或更晚时脊柱的骨化才完成,生理弯曲才完全固定。因此,婴幼儿要保持正确的坐立行姿势,预防脊柱变形(见图1-2-4)。

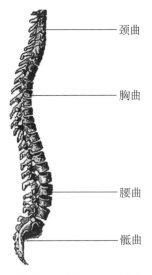

图1-2-3　脊柱的生理弯曲

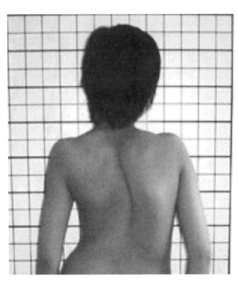

图1-2-4　脊柱变形

　　③ 髋骨及四肢骨。髋骨构成骨盆,由髂骨、坐骨和耻骨三块组成(见图1-2-5),婴幼儿髋骨未骨化愈合,易错位。一般到20～25岁才完全骨化愈合。如果婴幼儿从高处往硬的地面跳,未完全骨化的髋骨遭受冲击,容易发生错位造成骨盆畸形,会对女孩成年后的分娩产生影响,造成难产。

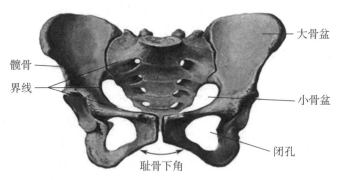

图1-2-5　骨盆(女性)

　　腕骨共有8块,新生儿的腕骨全部是软骨。出生时腕部尚无骨化中心,3个月时腕骨出现骨化中心,10岁时出全,共10个(见图1-2-6)。1～9岁腕部骨化中心的数目约为其年龄加1。骨龄落后应考虑甲状腺功能减退症、生长激素缺乏症等;骨龄超前可见于中枢性性早熟、先天性肾上腺皮质增生症等。在骨化完成以前,学前儿童的手腕力量小,容易受损。因此应避免让幼儿提、拿过重的物品,也不要过度使用腕部进行活动,如长时间写字、弹钢琴、打网球等。

　　幼儿足弓有弹性,可缓冲行走时对身体所产生的振荡,还可保护足底血管、神经免受压迫。幼儿过于肥胖,走路、直立时间过长或负重过度,容易导致足弓塌陷,形成扁平足(见图1-2-7)。

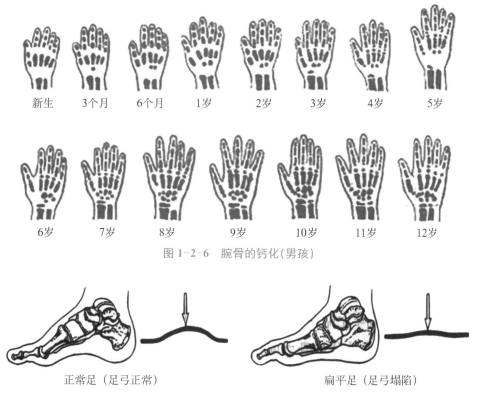

| 新生 | 3个月 | 6个月 | 1岁 | 2岁 | 3岁 | 4岁 | 5岁 |

| 6岁 | 7岁 | 8岁 | 9岁 | 10岁 | 11岁 | 12岁 |

图 1-2-6　腕骨的钙化（男孩）

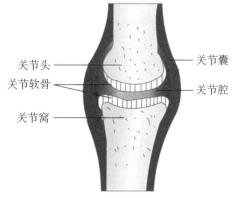

正常足（足弓正常）　　　　扁平足（足弓塌陷）

图 1-2-7　正常足弓与扁平足

（2）关节

关节是骨与骨之间的间接连接。关节由关节头、关节窝及其外部的关节囊组成（见图 1-2-8）。人体的关节主要有肩关节、肘关节、腕关节、髋关节、膝关节和踝关节等。婴幼儿关节活动范围大，牢固性相对大，在外力作用下容易脱臼，特别是肩关节和腕关节。在人体的关节中，上肢关节较为灵活，但牢固性差；下肢关节灵活性差，但牢固性好。例如，肩关节与髋关节相比，肩关节活动范围较大，而牢固性较差；髋关节活动范围较小，但牢固性较好。

（3）肌肉

人体形成姿势或产生动作都要靠肌肉的运动来完成。婴幼儿肌肉中含水分较多，含产能物质的糖原较少，肌肉运动时需要消耗能量，这样肌肉产生力量和储备能量都较差，容易疲劳和损伤，但婴幼儿新陈代谢旺盛，疲劳较容易恢复，年龄越小越明显（见图 1-2-9）。因此，保育老师在保教工作中要注意让孩子劳逸结合，合理控制婴幼儿的运动量。

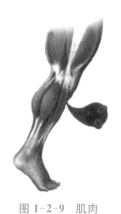

关节头
关节软骨
关节窝
关节囊
关节腔

图 1-2-8　膝关节结构示意图　　　　图 1-2-9　肌肉

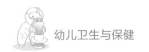

二、认识幼儿运动系统的保育要点

1. 骨骼的保育要点

（1）适宜的体育锻炼和户外活动

骨骼在发育过程中需要运动，骨骼的生长离不开运动的刺激，幼儿多进行户外体育锻炼有利于骨骼的生长。但应避免过度、过重的运动造成骨骼变形，影响身体发育。

（2）均衡的饮食、充足的营养满足骨骼的发育

骨骼在发育过程中需要营养，有利于骨骼生长的营养素有钙、磷、维生素 D 等。幼儿应多补充含钙丰富的食物，如多吃奶制品等；多晒太阳让皮肤产生维生素 D，有助于钙的吸收。

（3）培养幼儿养成良好的坐、立、行姿势，防止骨骼变形

坐时，两脚平放在地上，背部挺直，不耸肩，身子坐正；站时，身子正，腿不弯，抬头挺胸；行走时，抬头挺胸，双手自然下垂摆动，不扭动身体。

过胖幼儿走路、站立时间不要过长，易导致足弓拱形减弱，形成扁平足。

2. 关节的保育要点

牵拉摔倒的幼儿，领着幼儿上楼梯、过马路或帮助幼儿穿脱衣服时，都要避免用力牵拉、提拎幼儿的手臂，避免引起肩关节、腕关节脱臼。

3. 肌肉的卫生保健

（1）锻炼肌肉

在锻炼幼儿大肌肉群时，如跑、跳、蹦、爬等，还要注意小肌肉群的训练，如让幼儿穿珠子、拾豆子、系扣子以及使用勺子和筷子等，这些活动可以锻炼幼儿手眼协调、手部精细动作等能力。

（2）避免疲劳

安排幼儿的活动要动静交替，避免运动量过大，避免长时间保持一个姿势，并注意适时休息、劳逸结合，以减轻幼儿的疲劳。

任务 2　认识幼儿呼吸系统的特点及保育要点

案例导入

可可，4 岁，小班小朋友。中午进餐时可可跟同桌小朋友边吃边玩，保育老师在给其他小朋友分发食物时突然听到可可剧烈的咳嗽声，保育老师马上放下手中的食物，赶快跑到可可身边。

请思考：1. 可可发生了什么情况？

2. 应怎样进行保育工作？

任务要求

1. 掌握幼儿呼吸系统的保育要点。

2. 熟悉幼儿呼吸系统的特点，能够做到在保育工作中及时发现幼儿呼吸系统存在的异常。

幼儿呼吸系统

一、认识幼儿呼吸系统的特点

1. 呼吸系统的组成和作用

呼吸系统以环状软骨下缘为界划分为上、下呼吸道,上呼吸道包括鼻、鼻窦、咽、咽鼓管、喉,下呼吸道包括气管、支气管及肺(见图1-2-10)。呼吸系统的作用是呼吸,呼吸过程就是吸入氧气和呼出二氧化碳。呼吸道是气体进出的通道,肺是氧气与二氧化碳交换的场所。

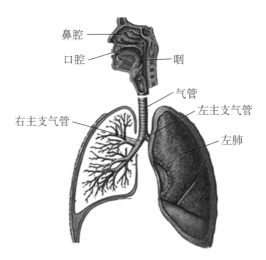

图 1-2-10　呼吸系统

2. 幼儿呼吸系统的特点

幼儿的呼吸系统与成年人不同,鼻、鼻窦、鼻泪管、咽、喉、气管、肺等各级结构都具有自身的解剖生理特点,故在幼儿保育工作中须特别注意(见表1-2-1)。

表 1-2-1　幼儿呼吸系统的解剖生理特点及保育常见问题

部位	特　点	保育中的常见问题
鼻	鼻腔短小、后鼻道狭窄,黏膜柔嫩,血管丰富、无鼻毛	易感染,并易引起鼻塞而致呼吸困难,影响吸吮、睡眠
鼻窦	鼻窦口相对较大,且鼻窦黏膜与鼻腔黏膜相连	鼻腔急性炎症时易致鼻窦炎,上颌窦及筛窦最易感染
鼻泪管	鼻泪管短,与眼相通,开口处瓣膜发育不全	鼻腔炎时易致结膜炎
咽及咽鼓管	咽部狭窄且垂直,咽鼓管宽、短、直,呈水平位	鼻咽炎时易致中耳炎
扁桃体	腭扁桃体在1岁内发育差,4~10岁时发育达高峰,14~15岁后逐渐退化	扁桃体炎多见于年长儿,1岁以内少见
喉	喉部呈漏斗状,相对狭窄,黏膜柔嫩而富有血管及淋巴组织	炎症时出现局部充血、水肿,易引起呼吸困难和声音嘶哑
气管及支气管	管腔相对狭窄,黏膜血管丰富,软骨柔软,缺乏弹力组织;黏液腺分泌不足,气道较干燥,纤毛运动差,清除能力弱。右支气管粗短,为气管的直接延伸	气管、支气管易于感染,并可导致呼吸道阻塞;发生气管异物时易进入右支气管,引起右肺不张和肺炎
肺	弹力纤维发育差,血管丰富,间质发育旺盛;肺泡小且数量少,使其含血量相对多而含气量少	易引起肺部感染

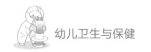

二、认识幼儿呼吸系统的保育要点

1. 鼻的保育要点

当鼻塞时可遵照医嘱给幼儿滴鼻药,也可采用热敷、清洗、按摩鼻部等方法缓解鼻塞。

当幼儿鼻腔内有大量鼻涕时,不应用手挖,应该擤出来,擤鼻涕时不要过于用力。正确的擤鼻涕方法是:轻轻按压一侧鼻翼,擤另一侧,然后再交换。

2. 咽与喉的保育要点

(1) 防止异物进入气道

在幼儿进食时保育员应细心照顾、仔细观察,不批评、不催促,让幼儿安静进食、不说笑不打闹,防止食物呛入气道,引起气管异物导致生命危险。

(2) 保护幼儿的声带

选择适合幼儿音域特点的歌曲和朗读材料,每句不要太长,音调不要过高或过低;注意说话和唱歌的时间都不应过长;避免幼儿大声唱歌或喊叫,防止声带因过度紧张而受到损伤。

幼儿感冒时,提醒幼儿多喝水、少说话,减少炎症以保护声带。

3. 气管与肺的保育要点

保持室内空气新鲜,多通风通气;多增加体育锻炼和户外活动,促进胸廓及肺的发育,增加肺活量。

 知识拓展

气管异物的症状:人在喝水或者吃饭的时候有水或者饭掉到气管里以后,会出现剧烈性的呛咳,咳嗽会比较明显。如果咳嗽不能将异物排出,患者可能会有反复的咳嗽、咳痰,甚至发热症状,有些患者会出现痰中带血、咯血的症状。如果异物掉到气管里面会导致胸闷、气喘,甚至喘不过来气,应及时到医院进行胸部 CT、支气管镜等检查,以明确诊断,并做进一步的治疗。

任务 3　认识幼儿循环系统的特点及保育要点

案例导入

璐璐,5岁,平时比较挑食,不喜欢吃肉类。保育老师发现璐璐精神不太好,面色比较苍白,上课时表现疲倦,而且不爱动,吃食物比较少。

请思考:保育老师看到这种情况,会想到什么?

任务要求

1. 掌握幼儿循环系统的保育要点。

2. 熟悉幼儿循环系统的特点,能够做到在保育工作中及时发现幼儿循环系统存在的异常。

一、认识幼儿循环系统的特点

1. 循环系统的组成和作用

循环系统包括血液循环系统和淋巴循环系统。血液循环系统包括心脏、血管和血液（见图1-2-11），其功能是运输氧气和营养物质，排出二氧化碳和其他代谢产物。淋巴循环系统包括淋巴管、淋巴结、脾、扁桃体。淋巴结具有吞噬细菌的作用，人体最大的淋巴结是扁桃体。

2. 幼儿血液循环系统的特点

（1）心脏

① 心脏在胚胎第2周时开始形成，第4周开始有循环作用，第8周形成具有四腔的心脏。所以妊娠第2～8周是心脏形成的关键时期，先天性心脏畸形主要发生在此期。保教人员要观察幼儿是否有先天性心脏病。

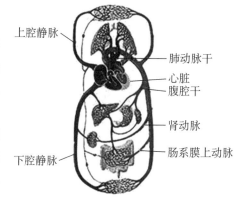

② 与成人相比，幼儿心脏体积比例大，心肌薄弱，心腔小，心排出量少。幼儿心脏每分钟跳动的次数即心率，比成人快，到10岁左右心率才较稳定。心脏收缩的节律不稳定，表现为脉搏节律不规律。

上腔静脉　肺动脉干　心脏　腹腔干　肾动脉　肠系膜上动脉　下腔静脉

图1-2-11　血液循环示意图

（2）血管

幼儿血管内径较成人粗，心肌供血充分，毛细血管丰富，血流量大，供给营养充足；血管比成人短，血液在体内循环一周所需要的时间短，对生长发育和消除疲劳都有良好作用；血管壁薄、弹性小，血压比成人低得多，随着年龄增长血压会逐渐升高。给幼儿测血压应该在绝对安静时进行。

（3）血液

① 幼儿年龄越小，血液量相对越多，约占体重的8%～10%，对幼儿的生长发育有利；

② 血液中血浆含水分较多，含凝血物质较少，出血时血液凝固较慢，遇到有出血损伤需要压迫时间长一些，才能止住血；

③ 血液中红细胞含血红蛋白的数量较多，携带氧气多，有利于新陈代谢；

④ 血液中中性粒细胞较少，淋巴细胞较多，抵抗疾病的能力较成人差，易患感染性疾病。

3. 幼儿淋巴循环系统的特点

幼儿淋巴系统发育较快，淋巴结防御和保护功能比较明显，表现在幼儿时期常有淋巴结肿大现象。

扁桃体在1岁内发育差，4～10岁时发育达高峰，扁桃体发炎是幼儿的常见病。

二、掌握幼儿循环系统的保育要点

1. 保证幼儿营养，防止贫血

生活中要求幼儿不偏食、不挑食，营养均衡、荤素搭配，避免缺铁导致缺铁性贫血，避免缺维生素B_{12}和叶酸导致营养性巨幼红细胞性贫血，影响幼儿的身体和智力发育。

2. 养成幼儿良好的饮食习惯有利于血管健康

培养幼儿良好的饮食习惯，平衡膳食，饮食清淡少盐，多吃蔬菜水果，避免动物脂肪的大量摄入。适度的体育锻炼和保持良好的心情都可延缓血管硬化的速度，使幼儿受益终身。

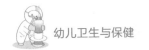

3. 注意安全,防止出血事件的发生

幼儿血液中含凝血物质少,凝血速度慢。所以,成人应注意幼儿的安全,防患于未然,避免出血事件的发生。

4. 适度锻炼,劳逸结合

幼儿运动量过大导致疲劳的表现是恶心、面色苍白、心慌、大汗淋漓,甚至吃不下饭、睡不着觉,所以应适度锻炼。剧烈运动后不可立即停止运动,以免造成暂时性缺血而晕倒。体育锻炼可以使幼儿心肌粗壮结实,提高心肌工作能力及血管壁的收缩能力,促进循环系统的发育。休息有利于心脏的健康,幼儿每日生活内容的安排应有条理、有规律,动静交替、劳逸结合,避免心脏过度疲劳。

任务4　认识幼儿消化系统的特点及保育要点

案例导入

红红,三岁半,经常感冒发烧,今天早上来园时精神不太好,上课时表现疲倦。中午幼儿园开始派发午餐,保育老师见红红不肯进食,并且指着嘴里说牙痛,便立即查看孩子情况。保育老师发现红红的左下第二乳磨牙有黑色空洞,便趁机给小朋友们讲了一节保护牙齿的课。

请思考: 保育老师应该怎样讲?

任务要求

1. 掌握幼儿消化系统的保育要点。
2. 熟悉幼儿消化系统的特点,能够做到在保育工作中及时发现幼儿消化系统存在的异常。

微课

幼儿消化系统

一、认识幼儿消化系统的特点

1. 消化系统的组成和作用

消化系统由消化道和消化腺两部分组成,消化道包括口腔、咽、食管、胃、小肠、大肠、肛门等,消化腺有唾液腺、胃腺、肠腺、肝脏和胰腺等(见图1-2-12)。消化系统的主要功能是消化食物、吸收营养,并把食物残渣排出体外。

2. 幼儿消化系统的特点

(1) 口腔

婴幼儿口腔黏膜薄嫩、干燥,易受损伤和感染。婴儿3~4个月时唾液分泌增多,5~6个月时唾液分泌明显增多,但由于婴儿口底浅,又不能及时吞咽,常发生生理性流涎。3个月以下的小儿唾液中淀粉酶含量低,因此3个月以下小儿不宜喂淀粉类食物。

(2) 牙齿

人一生有两副牙,即乳牙和恒牙。乳牙在生后4~10个月萌出,出生12个月后仍未出牙视为乳牙萌出延迟。20颗乳牙在幼儿2~2.5岁全部出齐。6岁左右萌出第一颗恒牙即第一磨牙,6~7岁

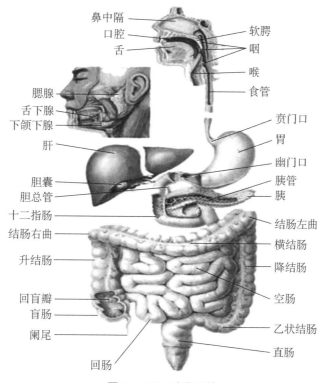

图 1-2-12　消化系统

后乳牙按萌出顺序逐个脱落，即换牙（见图 1-2-13），13 岁左右换牙完毕。12 岁左右出第二恒（磨）牙，18 岁以后出第三恒（磨）牙，即智齿。

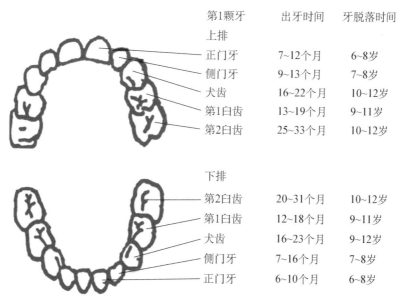

第1颗牙	出牙时间	牙脱落时间
上排		
正门牙	7~12个月	6~8岁
侧门牙	9~13个月	7~8岁
犬齿	16~22个月	10~12岁
第1白齿	13~19个月	9~11岁
第2白齿	25~33个月	10~12岁
下排		
第2白齿	20~31个月	10~12岁
第1白齿	12~18个月	9~11岁
犬齿	16~23个月	9~12岁
侧门牙	7~16个月	7~8岁
正门牙	6~10个月	6~8岁

图 1-2-13　乳牙的萌出及脱落时间

牙齿的主要功能：咀嚼、磨碎食物，并使其与消化液混合，还能辅助发音。幼儿乳牙因牙釉质薄，牙本质松脆，易生龋齿。

（3）食管

幼儿食管短而窄，管壁较薄，黏膜薄嫩，易损伤。食管下段贲门括约肌发育不成熟，常发生胃食管反流现象。

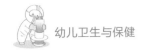

（4）胃

婴幼儿胃呈水平位，胃的上端是贲门，松弛；下端是幽门，发育良好。婴幼儿易发生幽门痉挛而出现呕吐，当婴儿吞咽下空气后，易出现打嗝和溢乳；胃酸和各种消化酶分泌量少且酶活力较低，且胃的伸展性和蠕动功能较差，因此婴幼儿的消化能力较差。胃是消化道中最膨大的部分，不同年龄阶段胃的容量不同，新生儿胃容量约为 30～60 ml，1～3 个月时为 90～150 ml，1 岁时为 250～300 ml，5 岁时 700～800 ml。胃对不同食物的排空时间不同，水的排空为 1.5～2 小时，母乳排空为 2～3 小时，牛乳排空为 3～4 小时。

（5）肠

幼儿肠管很长，一般为身体的 5～7 倍长。肠黏膜分泌面积和吸收面积较大，有利于消化吸收，对幼儿生长发育有利，但肠壁薄，通透性高，屏障功能差，肠内毒素、消化不全产物和变应原等均可经肠黏膜吸收进体内，易发生感染和变态反应，从而引起腹痛。幼儿肠壁肌肉组织和弹性组织发育较差，肠蠕动能力弱，粪便中水分易被过度吸收，容易造成便秘；肠的位置不稳定，结肠与后壁固定差，易发生肠套叠和脱肛。

（6）肝脏

肝脏是人体最大的消化腺，年龄越小，肝脏相对越大。幼儿肝脏位于腹腔的右上部，正常情况在右肋下可触及，6～7 岁后则不能触及。幼儿肝脏分泌胆汁较少，脂肪消化吸收能力差；糖原贮存较少，受饿时易发生低血糖；肝细胞和肝功能不成熟，肝脏的解毒能力较差。

（7）胰腺

胰腺能分泌胰液帮助食物消化。婴儿 3～4 个月时胰腺发育较快，胰液分泌量逐渐增多，并随年龄增长而增加。婴幼儿时期胰液及其消化酶的分泌易受天气和疾病的影响而受抑制，易发生消化不良。

二、掌握幼儿消化系统的保育要点

1. 保护幼儿牙齿

① 少吃甜食，吃甜食后及时漱口或刷牙，养成早晚刷牙的习惯；

② 不吃过冷、过热的食物，纠正一些不良习惯；

③ 定期检查牙齿，发现龋齿及时适当处理；

④ 补充含钙、磷、维生素 D 丰富的食物，促进牙齿发育及增加牙齿坚固度。

2. 保护幼儿胃黏膜，促进消化吸收

饮食上，应为幼儿供给足够的能量和蛋白质，注意营养素的搭配比例；食物种类要多样化，注意肉、蛋、鱼、豆制品、水果、蔬菜的供给；食物制作要求软、细、碎、烂，烹调时应低盐，不放花椒、辣椒等刺激品。

3. 培养幼儿良好的饮食卫生习惯

① 饭前便后要洗手，减少病原体进入消化道，减少胃肠道感染，从而减少腹泻的发生；

② 进餐环境要保持安静、整洁，进餐时不说笑，以免食物呛入气管；

③ 进餐时要细嚼慢咽，便于消化。

另外，还应注意：饭后不做剧烈运动，也不宜立即午睡；培养幼儿定时排便的习惯，预防便秘，从而防止脱肛发生。

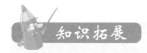

口腔健康的标准及如何预防龋齿

一、口腔健康的标准

1981 年世界卫生组织制定的口腔健康标准是："牙齿清洁、无龋洞、无疼痛感、牙龈颜色正常、无出血现象。"可以看出，口腔健康是指具有良好的口腔卫生、健全的口腔功能及没有口腔疾病。

二、如何预防龋齿

预防龋齿是一件非常重要的幼儿保健工作，其基本原则是针对发病因素，采取相应措施。

1. 减少或消除菌斑，保持口腔清洁卫生

创造清洁条件是防龋的重要环节，最实际有效的办法是刷牙和漱口。应该加强宣传教育，使幼儿从小养成保持口腔卫生的习惯，学会科学刷牙的方法。

2. 减少或控制饮食中的糖摄入

近年来，糖制食品和各种饮料显著增多，应教育幼儿养成少吃糖果、糕点的习惯，睡前不吃糖；引导幼儿多吃蔬菜、水果和含钙、磷、维生素丰富的食物，使其尽可能吃些粗粮，并重视婴儿期母乳喂养。

3. 增强牙齿的抗龋性

主要是通过氟化法增加牙齿中的氟素，特别是改变牙釉质表面或表面的结构，增强其抗龋性。被认为效果较好的方法有：自来水氟化、牙面涂氟、使用含氟牙膏刷牙以及用氟溶液漱口等。

任务 5　认识幼儿泌尿系统的特点及保育要点

案例导入

佳佳，女孩，3 岁。家长说佳佳周末在家不好好吃饭，还有点发热，体温 38℃，每天排尿 10 多次，排尿时还哭。保育老师听家长一说，马上提醒家长带孩子去医院，医师给出的初步诊断为急性泌尿道感染。

请思考：平时应怎样对家长进行泌尿系统健康教育？

任务要求

1. 掌握幼儿泌尿系统的保育要点。

2. 熟悉幼儿泌尿系统的特点，能够做到在保育工作中及时发现幼儿泌尿系统存在的异常。

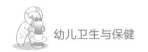

一、认识幼儿泌尿系统的特点

1. 泌尿系统的组成和作用

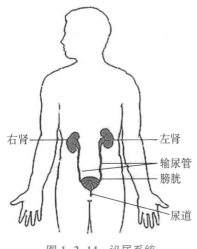

图 1-2-14　泌尿系统

泌尿系统由肾脏、输尿管、膀胱和尿道组成,具有排出体内代谢废物、调节机体水盐平衡、维持人体内环境稳定的作用。泌尿系统生成尿液及排出尿液:肾脏以过滤血液和重吸收的方式生成尿液,通过输尿管将尿液输送至膀胱,膀胱储存尿液,最后由尿道排出体外(见图 1-2-14)。

2. 幼儿泌尿系统的特点

（1）肾脏

幼儿肾脏的储备能力差,调节机制不够成熟。幼儿肾脏的过滤功能不完善,排泄废物的能力不足,使幼儿容易发生水肿、酸中毒等问题。重吸收能力不足,如果水分过度流失会造成脱水。

（2）输尿管

输尿管管壁肌肉及弹性纤维发育较差,弯曲度较大,易被压扁而扭转,发生尿路梗阻,且易感染。

（3）膀胱

幼儿膀胱容量较小,黏膜柔软,肌层及弹性纤维不发达,储尿机能差,加之新陈代谢旺盛,需要水分多,故排尿次数较多。同时,幼儿尿液总量相对较多,每天约为 600～800 ml。但膀胱容量较小、储尿能力差,因此一天排尿次数较多,4～7 岁幼儿每天排尿 6～7 次。

排尿是一种先天的反射活动,直接受脊髓控制。随着年龄的增长,大脑皮质才能够控制排尿活动。正是因为婴幼儿时期大脑皮质发育还不完善,主动控制排尿的能力差。幼儿年龄越小,越易出现"尿裤子""尿床"等现象。到 2～3 岁,幼儿才有主动控制排尿的能力,到 5 岁左右,"尿床"现象通常会自然消失。

（4）尿道

女童尿道较短,且靠近肛门,易受污染引起上行性感染;男童尿道虽长,但常有包茎和包皮过长,积垢后也容易引起感染(见图 1-2-15)。

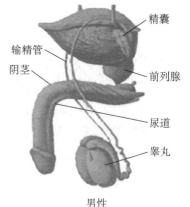

图 1-2-15　男性泌尿系统

二、认识幼儿泌尿系统的保育要点

1. 培养幼儿及时排尿的习惯,防止尿频和憋尿

应对幼儿进行排尿训练;在组织幼儿集体活动及睡眠前,提醒幼儿排尿;当幼儿尿床时,应及时为其更换内裤,切勿责怪惩罚幼儿。

2. 保持外阴皮肤清洁

① 做好幼儿外阴的清洁卫生,女性幼儿在每天晚上睡眠前要清洗外阴,男性幼儿也要用水洗去包皮积垢;

② 教会幼儿正确擦屁股的方法,即从前向后擦,以免粪便污染尿道;

③ 清洗外阴的毛巾、盆等要专用,毛巾用后要清洗干净;

④ 提醒幼儿多饮水,多饮水可以多排尿,尿液能够冲刷尿道,防止细菌繁殖可减少泌尿系统感染。

3. 注意幼儿衣着卫生

幼儿着装不宜过多,衣服应安全舒适,便于穿脱。特别是内衣裤,应穿透气、棉质衣料的,不穿化纤内裤,以减少感染。

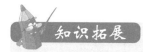

幼儿排尿特点

排尿次数:出生后最初几日每日排尿 4~5 次,1 周后排尿逐渐增至每日 20~25 次,1 岁时每日排尿 15~16 次,学龄前期和学龄期每日排尿 6~7 次。

尿量:小儿每日排尿量与饮食、气温、活动量及精神等因素有关。正常婴儿每昼夜排尿量为 400~500 ml,幼儿 500~600 ml,学龄前小儿 600~800 ml,学龄小儿 800~1 400 ml。

学龄小儿每日尿量<400 ml、学龄前小儿每日尿量<300 ml、婴幼儿每日尿量<200 ml 时,即为少尿;若每日尿量<50 ml 为无尿。

外观:新生儿出生最初几天尿液颜色较深,稍混浊,放置后有红褐色沉淀,为尿酸盐结晶。正常婴幼儿尿液淡黄透明,但在寒冷季节放置后可有盐类结晶析出而变浑浊,尿酸盐加热后、磷酸盐加酸后可溶解,尿液变清。

任务 6　认识幼儿皮肤的特点及保育要点

案例导入

宁宁,女孩,5 岁。家长说宁宁在家不愿意洗澡,只要给她洗澡、洗手,她就哭闹。

请思考:应该怎样对孩子及家长进行皮肤保育知识的教育?

任务要求

1. 掌握幼儿皮肤的保育要点。

2. 熟悉幼儿皮肤的特点,能够做到在保育工作中及时发现幼儿皮肤存在的异常。

一、认识幼儿皮肤的特点

1. 皮肤的组成和作用

(1) 皮肤的组成

皮肤由表皮、真皮、皮下组织及一些附属物组成(见图 1-2-16),附属物主要有毛发、汗腺、皮脂

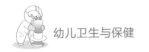

腺、指甲、趾甲等。

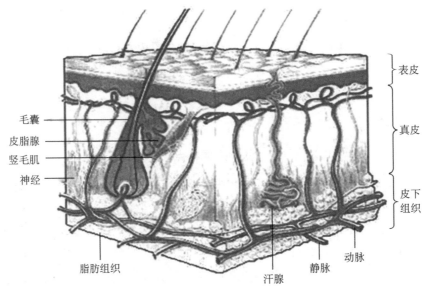

图 1-2-16 皮肤的结构

（2）皮肤的作用

① 具有保护作用。皮肤覆盖于人体表面，把人体内部环境和外界环境分隔开来。完整的皮肤阻挡了病原体入侵，同时减少了感染。

② 能够调节体温。皮肤在感受外界温度的同时，也能调节人体体温。

③ 具有感觉功能。皮肤中分布着丰富的神经末梢，可分别感受温度觉、痛觉、触觉、压觉等。

④ 具有分泌功能。皮肤能够分泌汗液和皮脂。

⑤ 具有吸收功能。皮肤能够选择性地吸收外界的一些物质，如水分、水溶性物质、脂类等。

⑥ 具有代谢功能。人体皮下有一类胆固醇，经过紫外线照射能够转化为维生素 D，帮助钙、磷的吸收以及预防佝偻病。

2. 幼儿皮肤的特点

（1）皮肤保护功能较差

幼儿皮肤柔嫩，容易受损。受损后，不注意清洁，就会感染。

（2）皮肤调节体温能力差

幼儿皮下血管多，皮下脂肪薄，散热速度快，当外界气温较低时，容易受凉，所以冬季户外运动时，不能轻易脱衣服。

（3）皮肤渗透吸收能力强

幼儿的皮肤较成人薄，皮肤下血管丰富，表皮上的物质容易透过表皮进入血管。幼儿如果需要局部涂药，一定要考虑涂抹剂量和范围不能太大，避免导致局部吸收过量引起中毒。

二、认识幼儿皮肤的保育要点

1. 保持幼儿皮肤清洁

① 幼儿要每天洗脸、洗脚、洗臀部，勤洗手、洗头、洗澡，剪指甲。减少病原体在皮肤停留，减少进入体内引起感染。夏天及时清洗，减少汗液停留以及痱子生成。

② 幼儿皮肤所接触的衣物及洗涤用品要无毒、无刺激;洗澡的水温要适宜,避免烫伤皮肤。

③ 加强户外活动,增强体育锻炼。

2. 锻炼幼儿调节体温的能力

（1）冬季防冻疮,夏季防中暑及晒伤

冬季,幼儿进行户外活动时,应穿便于活动的棉背心,戴帽子,鞋要保暖且大小适宜;夏季,幼儿的服装应以防暑为主,无论是在室内或户外活动,服装都应以吸汗、透气、有弹性的纯棉针织品为宜。

（2）增强幼儿皮肤对冷热变化的适应能力

加强"三浴"锻炼,坚持冷水洗脸,利用自然界空气、阳光和水来锻炼幼儿皮肤对环境的适应能力,提高幼儿的身体素质。

3. 注意幼儿衣着卫生,减少对皮肤的损伤

着装不宜过多,衣服安全舒适,式样简单,便于穿脱。内衣衣料要透气、柔软,以纯棉为好,以减少对皮肤的损伤。

4. 预防和及时处理皮肤外伤

皮肤是人体的第一道防线,如果出现破损,外界的异物、细菌等容易进入体内。皮肤受损后,如不正确处理,易留下疤痕或永久损伤,使幼儿的身心受到伤害。因此,在一日活动中应避免幼儿发生摔伤、划伤、刺伤、烫伤、烧伤、冻伤等意外伤害。如果幼儿受伤后皮肤破损,保育老师应及时正确处理,要清洁伤口,避免发生感染;伤口结痂时,教育幼儿不要用手揭掉皮痂,易导致愈合时间推迟,且易留疤痕。夏季户外活动要预防蚊虫叮咬,外出时涂抹蚊不叮、花露水等。如果被蚊虫叮咬了,立即用肥皂水清洗被叮咬处,再涂抹碘酒消毒,然后可涂抹清凉油、风油精等。

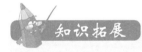

幼儿在夏季为什么易长痱子?

痱子是幼儿夏季常见的皮肤病。夏季气温高,人体通过出汗和汗液蒸发来散发热量。如果汗液分泌过多,或空气的湿度过大而环境又不通风时,汗液不能及时蒸发,滞留在皮肤表面,就会使皮肤的角质层浸渍、变软,堵塞汗腺的开口。汗腺的开口被堵塞后,汗腺仍然继续分泌汗液,汗液把汗管胀破,流入周围组织,引起局部发炎、发红、起痱子。

幼儿由于皮肤娇嫩,汗腺发育和通过汗液蒸发调节体温的功能较成年人差,所以更易长痱子。幼儿长痱子时,皮肤发红,并出现针头大小的红色丘疹或疱疹,密集成片,其中有些丘疹呈脓性。长了痱子后,幼儿会感到剧痒、疼痛,有时还会感到一阵热辣的灼痛等。

如果幼儿的痱子长在头颈部,可将其头发剪短或剃光,经常清洗。如果痱子长在身上,就应常给幼儿洗澡,勤换衣服,保持皮肤清洁、干燥。洗澡时最好用温水,不要用肥皂,以减少刺激。洗澡过程中要避免用力摩擦有痱子的部位,防止擦破皮肤而引起感染。洗完后要用毛巾将幼儿身体轻轻擦干,再涂些爽身粉或痱子粉,以减轻刺痒。给幼儿穿的衣服要轻薄、柔软、肥大,以减少对皮肤的刺激。不要让幼儿在太阳下玩耍,要经常给幼儿擦去汗水。在饮食上,应让幼儿多喝清凉饮料,如绿豆汤,多吃青菜和瓜果,这样既可以消夏解暑,又可以补充水分及维生素,增加凉爽感,减轻刺痒等症状,可局部涂抹炉甘石洗剂止痒去痱子。

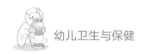

任务 7　认识幼儿内分泌系统的特点及保育要点

案例导入

　　托儿所开学了,一大早一位妈妈抱着2岁左右的小女孩来到托儿所,一进托儿所,保育老师发现这个孩子很特别:头发稀少、眼睑肿、鼻梁塌、皮肤干燥、说话不清楚,常将舌头伸出口外,只会站不会走,反应也较迟缓。保育老师很快跟小女孩的妈妈进行了沟通,建议带着孩子去医院就诊。

　　请思考:1. 此女孩可能患何种疾病?

　　　　　　2. 怎样才能够早期发现这种疾病?

任务要求

　　1. 掌握幼儿内分泌系统的保育要点。

　　2. 熟悉幼儿内分泌系统的特点,能够做到在保育工作中及时发现幼儿内分泌系统存在的异常。

一、认识幼儿内分泌系统的特点

1. 内分泌系统的组成和作用

内分泌系统是由内分泌腺组成。内分泌腺有脑垂体、甲状腺、甲状旁腺、肾上腺、胰岛、胸腺、松果体、性腺等。内分泌腺能分泌激素,调节身体的代谢、生长发育、生殖和免疫功能。对幼儿影响较大的内分泌腺有甲状腺、垂体、胸腺和松果体,胸腺与机体的免疫有关,松果体有防止性早熟的作用。

2. 幼儿内分泌系统的特点

下面重点介绍甲状腺、垂体、胸腺、松果体。

(1)甲状腺

甲状腺是人体中最大的内分泌腺,位于喉下部和气管两侧,呈蝴蝶形,分左右两叶。甲状腺能分泌甲状腺激素,碘是甲状腺合成甲状腺素必不可少的原料。

甲状腺素的主要功能是促进物质与能量的代谢,从而促进幼儿的生长发育和提高神经系统的兴奋性。甲状腺素分泌不足,会引起甲状腺功能减低,表现为人体代谢缓慢,神经兴奋性低;甲状腺素分泌过多,会引起甲状腺功能亢进,表现为新陈代谢过于旺盛,食量大增,身体消瘦、乏力,神经兴奋性增高。幼儿时期甲状腺素缺乏对智力发育的影响大。

(2)垂体

垂体可分泌多种激素,调节新陈代谢、生长发育和其他内分泌腺活动。垂体可分泌生长激素,夜间睡眠中生长激素分泌多。如果幼年时期生长激素分泌过多,则过度生长,成为"巨人症";如果幼年时期生长激素分泌不足,则易患"侏儒症"。

(3)胸腺

幼年时腺体逐渐增大,青春期以后缩小,到了成年胸腺逐渐萎缩。胸腺既是一个淋巴器官,也是一个内分泌器官。胸腺与机体的免疫功能有密切关系。幼儿若胸腺发育不全,会影响免疫功能,以致反复出现呼吸道感染及腹泻。

（4）松果体

松果体位于中脑前丘与丘脑之间,呈圆锥形。松果体在幼年时比较发达,到青春期时松果体则开始逐渐萎缩并钙化。

松果体主要分泌褪黑素。褪黑素又称为黑素细胞凝集素,俗称脑白金。其主要功能:一是褪黑素分泌较多促进睡眠,因此睡眠时间较长能促进生长发育;二是抑制性腺发育,使体内性激素合成和分泌较少,防止性早熟。

遗传代谢病、先天性内分泌疾病筛查

遗传代谢病、先天性内分泌疾病在新生儿时期筛查,是对出生3天的新生儿采脐血或足跟血,用快速、敏感的实验室方法对新生儿的遗传代谢病、先天性内分泌异常以及某些危害严重的遗传性疾病进行筛查的总称。其目的是在临床症状尚未表现之前或表现轻微时,通过筛查得以早期诊断、早期治疗,防止机体组织器官发生不可逆的损伤。目前一般医院的筛查疾病有苯丙酮尿症、先天性甲状腺功能减退症、先天性肾上腺增生症、先天性溶血性贫血等。

二、认识幼儿内分泌系统的保育要点

1. 组织好幼儿的睡眠,以促进幼儿正常生长发育

睡眠是否充足直接会影响生长激素的分泌量,最明显的表现在身高增长上。睡眠不足的幼儿身高往往比同龄人矮。因此每天安排规律的睡眠时间,保证幼儿拥有充足的睡眠,有利于幼儿的生长。按时睡觉的幼儿入睡后褪黑素分泌量相对更大,睡眠质量更高,能够早起且精神状态良好。幼儿晚上睡眠时间安排在晚上9点到次日早晨7点。

2. 安排好幼儿的膳食,防止碘缺乏症,避免影响甲状腺素合成

幼儿均衡的膳食对内分泌系统的生长发育和功能都有很大的帮助。各类营养素,如糖类、蛋白质、胆固醇、脂肪酸、碘、维生素 D、维生素 E 等都影响着内分泌系统的正常功能。

营养素要按照日常饮食的特点进行补充。如碘在盐和海产品中含量丰富,沿海地区因饮食、饮水中含碘,一般不存在碘缺乏的问题。但内陆地区,尤其是山区,则需要通过食用加碘食盐和海产类食物补充。

3. 帮助幼儿调适好心情

心理压力过大会影响内分泌系统的正常工作,导致内分泌失调等问题。要使幼儿保持良好的心情,成人要教其学会调适自己的心情,正确释放压力,用适当的方式表达心情,尽量不要使用暴力的方式解决情绪问题。作为保育老师,也要注意调适自己的心情,不将幼儿当"出气筒"。同时,幼儿出现心理或行为异常时,了解幼儿各方面的情况,及时与家长联系,家园紧密合作,做好相关保教工作。

4. 及时发现幼儿内分泌疾病,减少对幼儿的身心损害

内分泌系统出现问题会影响幼儿各方面的生长发育,作为保育员,每天要认真观察幼儿,一旦发现异常情况,要建议家长及时带孩子就医,做到早发现、早诊断、早治疗,这样幼儿的损害就越少。在治疗一些疾病时,用药要慎重,幼儿要慎用类固醇药物,避免摄入含激素类的食物,以防性早熟及内分泌失调等问题。

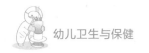

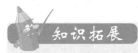

先天性甲状腺功能减退症的典型症状

1. 特殊面容：头大，颈短，皮肤粗糙，面色苍黄，毛发稀疏、无光泽，面部黏液水肿，眼睑水肿，眼距宽，鼻梁低平，唇厚舌大，舌常伸出口外。

2. 特殊体态：患儿身材矮小，躯干长四肢短，上部量/下部量＞1.5，囟门闭合延迟，骨发育落后，腹部膨隆，常有脐疝。

3. 生理功能低下：精神差，嗜睡，安静少动，体温低；食欲差，吸吮和吞咽缓慢，肠蠕动慢，腹胀、便秘，脉搏、呼吸缓慢，心音低钝，肌张力低。

4. 神经系统发育障碍：运动发育迟缓，翻身、坐、立和行走均延迟；智能发育落后，表情呆板、淡漠，神经反射迟钝。

任务 8　认识幼儿神经系统的特点及保育要点

案例导入

童童，三岁半，入学三天了，每天不肯睡午觉，在室内走来走去，而且哭闹，既影响自己，又影响其他孩子。保育老师跟童童的妈妈沟通，童童妈说让孩子去校园玩，就不影响其他孩子了，但是被保育老师拒绝了。童童妈很疑惑：为什么幼儿园每天的作息都要一样，而且一定要午睡呢？

请思考：应该如何向家长解释？

任务要求

1. 掌握幼儿神经系统的保育要点。

2. 熟悉幼儿神经系统的特点，能够做到在保育工作中及时发现幼儿神经系统存在的异常。

一、认识幼儿神经系统的特点

1. 神经系统的组成和作用

神经系统由中枢神经系统和周围神经系统组成。中枢神经系统包括脑和脊髓，脑包括大脑、小脑、间脑和脑干（见图 1-2-17）；周围神经系统包括脑神经、脊神经、自主神经。神经系统是人体生命活动的主要调节机构。

中枢神经系统从周围神经系统获得信息，并对信息进行分析、判断，随后发出一些指令。周围神经系统主要负责收集、转运信息，将中枢神经系统发出的指令传达至器官。神经系统的基本活动是通过反射来完成的。

2. 幼儿神经系统的特点

（1）脑的重量变化快，脑细胞功能发育迅速

幼儿神经系统的发育在各系统中处于领先地位，新生儿脑重约 350 g，1 岁时脑重约 950 g，6 岁时已达 1 200 g 左右，为成人脑重的 85％～90％，成人脑重 1 400 g。人体出生前半年至出生后 1 年，是脑细胞数目增长的重要阶段。1 岁后虽然脑细胞的数目不再增加了，但是细胞的突

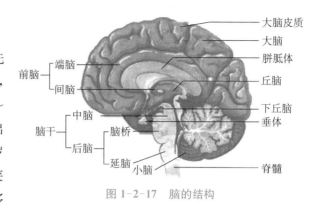

图 1-2-17　脑的结构

起却由短变长、由少变多，相互连接，建立起诸多的条件反射，形成复杂的联系，为幼儿智力发展提供生理基础，脑功能趋向完善。

（2）神经系统的发育不均衡

人出生时，脊髓和延髓基本发育成熟，小脑发育相对较晚。1～3 岁婴幼儿平衡能力差，容易摔跤；3 岁时小脑的功能逐渐加强；5～6 岁时，能够准确协调地进行各种活动，维持身体平衡。

（3）大脑皮质发育尚不成熟，神经纤维的髓鞘化程度低

神经髓鞘包裹在神经突起的外面，神经纤维外层髓鞘的形成表明神经传导通路和神经纤维形态发育的成熟程度。幼儿时期，神经髓鞘不成熟，当神经受刺激产生兴奋并向大脑传导时，因无髓鞘的隔离，兴奋易于扩散，传导的速度也较慢，表现为注意力不集中，对外来刺激的反应较慢且易"弥散化"。直到学龄前期，大脑皮质各中枢才接近成人水平。

（4）神经活动易兴奋、易疲劳

婴幼儿高级神经活动的抑制过程不够完善，兴奋过程强于抑制过程，兴奋占优势，故婴幼儿的控制能力比较差。例如，让孩子干什么，他乐于接受，而让他别干什么，往往难以做到。婴幼儿虽然好动易兴奋，但大脑皮质的神经细胞很脆弱，兴奋时间保持较短，易产生疲劳，需要劳逸结合并保证较长时间的睡眠来休整、恢复。

（5）幼儿自主神经发育不完善

婴幼儿交感神经兴奋性强，而副交感神经兴奋性较弱。比如，婴幼儿心率及呼吸频率较快但节律不稳定，肠胃消化能力极易受情绪影响。

二、认识幼儿神经系统的保育要点

1. 制订合理的生活制度

幼儿活动内容和方式应注意动静交替，使大脑皮质的神经细胞能轮流工作和休息，避免疲劳。一天中游戏时间多，上课时间少；各项活动时间较短，内容与方式多变，进餐间隔时间短，睡眠时间长；生活自理时间比较多。

2. 保证充足的睡眠

充足的睡眠可使中枢神经系统、感觉器官和肌肉得到充分的休息，消除疲劳。睡眠是一种保护性抑制，睡眠时脑组织的能量消耗减少，而且睡眠时脑垂体分泌的生长激素多于清醒时的分泌量。因此，睡眠与幼儿的生长发育关系密切，要养成幼儿按时睡眠的习惯，并保证睡眠的时间和质量。幼儿年龄越小，所需要的睡眠时间越多（见表 1-2-2）。

表 1-2-2　不同年龄阶段所需睡眠时间

睡眠时间	年龄				
	新生儿	1~6个月	7~12个月	1~3岁	3~6岁
夜间睡眠时间(h)	睡-醒	9~10	9~10	9~10	9~10
白天睡眠时间(h)	睡-醒	4~6	3~4	2.5~3	2~3.5
合计(h)	18~20	14~16	14	12~13	11~12

3. 提供合理的营养

幼儿脑组织增长十分迅速,需要充足的能量、蛋白质和维生素给予补充。此外,脑细胞活动需要消耗大量的能量,也需要充足的能源物质供给。营养是大脑发育的物质基础,充足的营养能促进脑的发育。

营养不良则会给脑的发育带来不良的影响,使高级神经活动发生障碍,表现为学习时注意力涣散、记忆力减退、反应迟钝、语言发展缓慢等。

4. 创造良好的生活环境

保教人员要坚持正面教育,不伤害幼儿的自尊心,不歧视有缺陷的幼儿,严禁体罚或变相体罚幼儿。让幼儿保持心情舒畅、精神愉快,才能促进幼儿身心的健康发展。

5. 开发右脑,协调左右脑

引导幼儿多做体育性游戏和全身性运动,多让幼儿听音乐、唱歌、画画、跳舞、表演、做手工等。在活动中要让幼儿多动手,应该让幼儿两手同时做事,以更好地促进大脑两半球的发育。

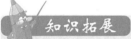

什么是反射

反射是指在中枢神经系统的参与下,机体对来自内外环境的刺激做出的反应,分非条件反射和条件反射。

脊髓在脑干的帮助下可直接完成一些先天性的反射,又称"非条件反射"。如在毫无准备的情况下,有人在你眼前挥一下手,眼睛会不自觉地眨一下。当脊髓受大脑控制时,非条件反射的完成会受到阻碍。如在有准备的时候,眨眼反射就可能不发生。非条件反射还有排尿反射、缩手反射、膝跳反射等。

脑可以完成后天形成的反射,又称"条件反射"。条件反射是人在日常生活中逐渐形成的反射,可通过一定的训练而形成,也可随时间推移而消失,如听到上课铃声走进教室。

任务 9　认识幼儿感觉器官的特点及保育要点(眼、耳)

案例导入

晴晴,3岁2个月,入学3天了,保育老师发现晴晴看书时头特别低,身体总是趴在桌子上。

请思考:1. 应该怎么应对?

2. 应怎样与晴晴的妈妈沟通,告知其在家要养成良好的用眼习惯?

任务要求

1. 掌握幼儿感觉器官的保育要点。

2. 熟悉幼儿感觉器官的特点,能够做到在保育工作中及时发现幼儿感觉器官存在的异常。

一、认识幼儿感觉器官的特点

人体有多种感觉器官,下面重点介绍眼和耳两种感觉器官。

1. 视觉器官——眼

（1）眼的结构和作用

眼是人的视觉器官,由眼球及其附属结构组成（见图 1-2-18）,其功能是感受光的刺激,并将其刺激转变为神经冲动,经视觉传导通路至大脑视觉中枢产生视觉。眼球包括眼球壁和眼球内的晶状体、房水、中枢玻璃体,附属结构包括眼眶、眉、眼睑、睫毛、结膜、泪器和眼球外肌。眼附属结构中的眉、眼睑和睫毛有保护眼球的作用;泪腺能分泌泪液,使眼球经常保持湿润;眼球外肌可使眼球在眼窝内转动。

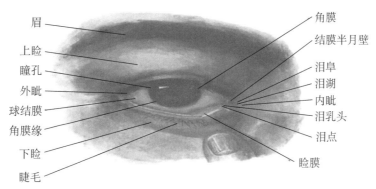

图 1-2-18　右眼前面观

（2）幼儿眼球的特点

① 幼儿可出现生理性远视。幼儿眼球前后径距离较短,物体成像在视网膜的后面,称为生理性远视。随着眼球的发育,眼球前后径变长,幼儿 5 岁后视力逐渐转为正常。

② 幼儿晶状体弹性较好。幼儿晶状体弹性好,调节范围广,既能看清眼前的物体,也能看清较远的物体,但如果看书、写字距书本过近,则会使眼球睫状肌处于疲劳状态,从而影响眼的功能,会形成近视眼（见图 1-2-19）。

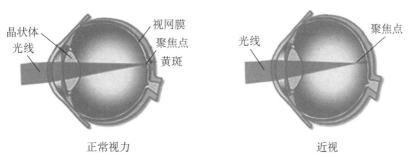

正常视力　　　　　　　　　近视

图 1-2-19　正常视力与近视

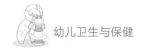
2. 听觉器官——耳

（1）耳的结构和作用

耳是人体的听觉器官，也是位置感觉器官，有外耳、中耳和内耳三个部分（见图1-2-20）。

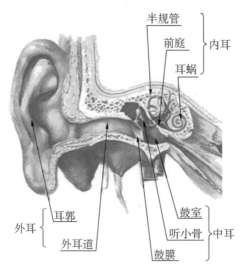

图1-2-20 耳的内部结构

外耳包括耳郭、外耳道和鼓膜。耳郭的作用是收集声波，外耳道的作用是传导声波。外耳道壁的皮肤内含耵聍腺，可以分泌黏稠液体，叫作耵聍（俗称耳屎），具有保护外耳道和黏附灰尘等作用。外耳道的最里面是一层薄膜，叫作鼓膜。鼓膜的里面是中耳。

中耳内有一个腔，叫作鼓室，内有三块听小骨，鼓膜振动会带动三块听小骨，听小骨把声音放大并传向内耳。

内耳里有感受声波的耳蜗和感受人体位置的前庭及半规管。外界的声波由三块听小骨传入内耳，使耳蜗内的听觉感受器兴奋，并沿听觉神经将兴奋传至大脑皮层听觉中枢，使人产生听觉。

（2）幼儿耳的特点

① 幼儿耳郭皮下组织少，血液循环差，易生冻疮。冬季组织幼儿进行户外活动时应该让其戴上帽子，防止耳郭受冻。

② 幼儿外耳道较狭窄，尚未完全骨化，皮肤娇嫩，易感染。进入脏水后容易引起外耳道疖肿。外耳道疖肿疼痛难忍，一旦红肿化脓，对神经的压迫和刺激极重，甚至在幼儿张嘴、咀嚼时也会加重疼痛感，影响幼儿睡眠和进食。

③ 幼儿咽鼓管短而粗、倾斜度小、位置平直、通向中耳，当鼻咽等处感染时，易引起中耳炎。

知识拓展

耵聍为耵聍腺分泌的淡黄色黏稠液体，俗称"耳屎"，其多少因人而异，干燥后形成痂块，在说话、吃饭、打呵欠时，由于颞下颌关节的运动可使耵聍脱落排出体外。因此，常挖耳朵可以说是多此一举，确切地讲是一种不良习惯。若耵聍凝结成块阻塞外耳道，则为耵聍栓塞，可出现听力减退，应及时去医院就诊。

二、认识幼儿感觉器官的保育要点

1. 幼儿眼的保育要点

（1）预防近视

① 培养良好的用眼习惯。禁止幼儿在暗处、阳光下看书，以及乘车、行走、躺在床上时看书；幼儿看书、写字时，眼睛距书本的距离应保持 1 尺左右；幼儿每次看书、看电视、玩游戏机的时间不应过长，集中用眼一段时间后，应组织幼儿望远、看绿色等缓解其眼睛疲劳。定期为幼儿检查视力，发现异常及时矫治。

② 科学采光。幼儿读书、写字、绘画时，光线应来自身体的左上方。当室内不够明亮时，应采用人工照明。

（2）及时发现幼儿视觉异常

当发现幼儿有以下表现时，应注意：幼儿对小玩具不感兴趣，看书时离书过近，经常混淆形状相似的图形，看图片只喜欢大的；不活泼，活动范围小，动作缓慢，手眼协调性差；看东西经常偏着头，经常眨眼、皱眉、眯眼，两眼不对称，内斜或外斜；眼睛经常发红、流泪。

（3）预防眼外伤

教育幼儿不要玩小刀、剪子、竹签、弹弓、鞭炮、沙土等可能伤害眼睛的物品。如果幼儿眼睛内进入异物，保教人员应制止幼儿揉眼睛并及时帮助其清洁异物。

（4）注意眼部卫生，预防感染

培养幼儿养成不用手揉眼的习惯，毛巾、手帕应专用，并且每天清洗消毒，以预防沙眼、结膜炎。

（5）均衡营养，有助于幼儿视力的发育

饮食营养对视力有很大的影响，如果饮食长期不当，就会引起视力减退，造成近视。食物中的某些维生素和微量元素，与人的视力有着非常密切的关系。一旦膳食中缺少这些微量元素，就会影响幼儿的视力。例如，人体在缺乏维生素 B_1 时会影响到视神经的发育，这情况极易导致小儿近视的发生。缺乏维生素 A 时，就出现上皮干燥和角化变性增生，从而使角膜、结膜干燥和发炎，甚至导致近视，严重的时候可能出现角膜溃疡的眼睛疾病，同时对弱光的敏感度降低，暗适应能力下降，甚至出现夜盲的问题；在缺乏维生素 B_2 时，往往会出现眼睛畏光、流泪、发痒、烧灼感、视疲劳等问题，久而久之就有可能因为这些情况诱发近视的问题。体内缺铬时，胰岛素功能明显降低，从而血糖升高，导致血液渗透压改变，随之晶体和房水渗透压也会降低，晶体变凸增加屈光度，使影像模糊，容易造成近视。

幼儿均衡营养，做到不偏食、不挑食，摄取各种维生素和微量元素，可以减少近视的发生。

2. 幼儿耳的保育要点

（1）保护幼儿外耳道

① 避免污水进入外耳道。幼儿外耳道比较狭窄，洗澡和游泳时，若污水进入外耳道，很容易留在外耳道的深处，使细菌在此处繁殖形成疖肿。因此，应及时清理进入外耳道的污水，可让幼儿将头偏向进水一侧，用棉签将污水清理干净。

② 避免用锐利的工具给幼儿挖耳。一般情况下外耳道里的耵聍可以自行脱落，无须挖取，且耵聍对外耳道有保护作用，不应被清理得过于干净。当耵聍过多时，可以用卫生棉签清理外耳道，但切忌频繁或使用锐利的工具给幼儿清理耵聍，以免损伤外耳道皮肤，造成外耳道受损感染而形成疖肿。

（2）保护幼儿中耳

① 教会幼儿正确擤鼻涕的方法，可预防中耳炎。擤鼻涕时不要太用力，更不要按住两个鼻孔同时擤，以免鼻腔分泌物或病菌经咽鼓管进入中耳。

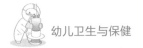

② 不要让幼儿躺着进食、喝水。

③ 保持鼻、咽部的清洁。

④ 防止污水进入外耳道，一旦进入要及时清除干净。

（3）保护幼儿听力

① 减少生活噪声。幼儿生活的空间应安静、少噪声，任何响度过高的声音都会损伤幼儿的听力，造成幼儿听力下降，甚至会影响其语言、智力的发展。生活中应避免带幼儿去马路边、商场里玩耍，尽可能避开噪声声源，如鞭炮、装修工地等。听到过大的声音要教会幼儿捂耳或张口，预防强音震破鼓膜。

② 及时发现幼儿的听力异常。当幼儿听力有障碍时，其表现为：对突然的或过强的声音反应不敏感，与人交流时总盯着对方的嘴，听人说话喜欢侧着头，耳朵对着声源，不爱说话或发音不清、说话声音很大，平时很乖、很安静。保教人员发现异常时，应建议家长及时带孩子去医院就诊。

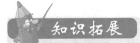

假 性 近 视

近视一般分为假性近视、真性近视以及混合性近视。假性近视是由于用眼过度致使睫状肌持续收缩痉挛，晶状体厚度增加，视物模糊不清。利用药物、针灸、埋耳针及理疗仪器，或通过患者自身强化眼肌锻炼都可放松肌肉、缓解疲劳，使视力恢复到正常状态。假性近视若不及时缓解，最终会导致眼轴变大而变成真性近视。

造成假性近视的原因如下：

（1）长时间不科学地用眼。儿童或青少年在读书或写字时眼睛与书或字的距离常在 33 cm 以内，其视角与桌面（或书面）不成 90°角或躺着看书等都可引发假性近视。另外，长时间用眼后不注意休息或学习时照明的光线不好也可引发假性近视。

（2）眼营养缺乏。许多儿童和青少年都有挑食、偏食的毛病，可导致其体内缺乏维生素 A、维生素 B_1、维生素 B_{12}、维生素 C、维生素 E、维生素 D 以及铬、钙、锌等元素，从而易患假性近视。

（3）受到光色刺激过多。长时间上网，会使眼睛受到这些场所的光、色等理化刺激，从而易患假性近视。

治疗：假性近视只是眼球调节功能上的异常，这种变化是可逆的，应及时纠正不良用眼习惯，再配合缓解眼肌疲劳的治疗方法。

■ 小 结 ■

幼儿身心正处于生长发育的阶段，幼儿身体各器官、组织、系统都尚未完善，正处于快速生长发育过程中，保教人员应当要树立关爱幼儿、科学育儿的理念，能为幼儿和家庭提供保育知识，这就需要保教人员在日常生活中针对幼儿各系统的解剖生理特点做好相应的保育工作。本模块的内容包括认识人体的基本形态、结构以及人体的基本生理特点；认识幼儿运动系统、呼吸系统、循环系统、消化系统、泌尿系统、皮肤、内分泌系统、神经系统及感官器官的特点与保育要点等。

思考与练习

一、选择题

(一) 单项选择题

1. 构成人体的形态、结构、生理功能与生长发育的基本单位是(　　)。
   A. 腺体　　　　　　　　　　　　B. 器官
   C. 组织　　　　　　　　　　　　D. 细胞
   E. 皮肤

2. 结构相似和功能相关的细胞与细胞间质集合而成(　　)。
   A. 组织　　　　　　　　　　　　B. 系统
   C. 器官　　　　　　　　　　　　D. 皮肤
   E. 淋巴结

3. 下列不属于结缔组织的是(　　)。
   A. 脂肪组织　　　　　　　　　　B. 血液
   C. 肌腱　　　　　　　　　　　　D. 皮肤
   E. 淋巴结

4. 人体生命活动最基本的特征是(　　)。
   A. 适应性　　　　　　　　　　　B. 新陈代谢
   C. 生长发育　　　　　　　　　　D. 生殖
   E. 应激性

5. 用力牵拉幼儿的手臂容易脱臼,这是因为幼儿的(　　)。
   A. 骨韧性强　　　　　　　　　　B. 骨硬度小
   C. 肌肉比较疲劳　　　　　　　　D. 关节周围韧带不够结实
   E. 骨硬度大

6. 幼儿处于生长发育阶段,所以要穿(　　)。
   A. 紧身的衣服　　　　　　　　　B. 宽松适度的衣服和鞋子
   C. 宽大的衣服　　　　　　　　　D. 高跟鞋
   E. 宽大的鞋子

7. 学前儿童血液量与体重的比例(　　)成人。
   A. 大于　　　　　　　　　　　　B. 小于
   C. 等于　　　　　　　　　　　　D. 不确定
   E. 以上说法都不对

8. 婴幼儿生理性远视一般发生在(　　)。
   A. 3 岁前　　　　　　　　　　　B. 4 岁前
   C. 5 岁前　　　　　　　　　　　D. 6 岁前
   E. 7 岁前

9. 不属于幼儿视力异常的表现是(　　)。
   A. 对小玩具不感兴趣　　　　　　B. 看东西时喜欢歪头偏头看

C. 看图书离眼过近   D. 遇强光瞳孔放大

E. 以上说法都对

10. 学前儿童骨骼与成人骨骼的特点相比不同点在于（   ）。

    A. 弹性大，脆度小   B. 弹性小，脆度大

    C. 韧性小，硬度小   D. 韧性大，硬度大

    E. 以上说法都不正确

11. 前囟闭合的时间是（   ）。

    A. 3个月   B. 6个月

    C. 12个月   D. 12~18个月

    E. 18个月以上

12. 人体一共有（   ）大系统。

    A. 7   B. 8

    C. 9   D. 10

    E. 11

13. 理论上，人体各部分骨骼均可用于判定骨骼的成熟程度，但以（   ）最为理想。

    A. 肩部   B. 腕部

    C. 足部   D. 背部

    E. 膝部

14. 下列关于幼儿消化系统特点的叙述，错误的是（   ）。

    A. 幼儿口腔黏膜柔嫩，容易损伤和感染

    B. 幼儿牙釉质薄，牙本质软脆，易患龋齿

    C. 幼儿胃呈水平，上口较松弛，当吞咽空气后，易溢乳

    D. 胃容量小，排空慢

    E. 幼儿肠管长，吸收能力好

15. 下列关于学前儿童呼吸系统特点的叙述，错误的是（   ）。

    A. 呼吸肌力量小   B. 呼吸道狭窄

    C. 声带不够坚韧   D. 肺容量大

    E. 幼儿呼吸频率快

16. 幼儿长骨骼的必需条件是（   ）。

    A. 铁和磷   B. 营养和阳光

    C. 维生素D和钙   D. 维生素A和水

    E. 铁和钙

17. 组成人体的骨骼共有（   ）。

    A. 206块   B. 180块

    C. 203块   D. 250块

    E. 208块

18. 骨髓是造血器官，幼儿的骨髓全是（   ）。

    A. 黄骨髓   B. 红骨髓

    C. 长骨的骨髓   D. 短骨的骨髓

    E. 红骨髓和黄骨髓

19. 幼儿乳牙因(　　)，易发生龋齿。

    A. 牙釉质薄，牙本质脆软　　　　　B. 牙釉质较薄，牙本质坚硬

    C. 牙釉质较厚，牙本质坚硬　　　　D. 牙釉质较厚，牙本质脆软

    E. 以上说法都不对

20. 生长激素是由(　　)分泌的。

    A. 脑垂体　　　　　　　　　　　　B. 甲状腺

    C. 胰腺病　　　　　　　　　　　　D. 松果体

    E. 胰腺

(二) 多项选择题

1. 关于幼儿呼吸系统的保育要点，不正确的是(　　)。

    A. 为了预防呼吸系统疾病，室内要关好门窗

    B. 为了保持呼吸道通畅，可以让幼儿自己抠鼻子

    C. 为了培养幼儿的声带，让幼儿练习成人歌曲

    D. 为了防止窒息，教育幼儿不玩接、抛食的游戏

    E. 以上说法都不对

2. 针对幼儿泌尿系统特点采取的卫生保健措施正确的是(　　)。

    A. 供给充足的水分　　　　　　　　B. 训练幼儿定时排尿

    C. 每晚睡前清洗外阴，保持清洁　　D. 穿开裆裤，以便随时排尿

    E. 给幼儿清洗外阴的毛巾、盆要专用

3. 关于幼儿循环系统的卫生保健措施，下面说法正确的是(　　)。

    A. 保证血液循环，衣物宽松舒适　　B. 为预防疾病，减少户外活动

    C. 及时治疗慢性失血疾病　　　　　D. 进食富含铁的食物，如海带、肉类

    E. 适度锻炼、劳逸结合，避免心脏过度疲劳

4. 关于幼儿神经系统的卫生保健措施，下面说法正确的是(　　)。

    A. 为保证大脑供氧，教育幼儿不蒙头睡觉

    B. 进食充足的保证脑细胞能量供应

    C. 幼儿需要学习知识，一节课需要40分钟

    D. 幼儿神经系统未发育成熟，需要安排丰富多彩的活动

    E. 保证幼儿充足的睡眠，有利于缓解大脑皮层的疲劳

5. 以下哪项是皮肤所具备的功能。(　　)

    A. 感觉功能　　　　　　　　　　　B. 体温调节功能

    C. 分泌排泄功能　　　　　　　　　D. 吸收氧气

    E. 保护功能

二、判断题

1. 幼儿关节附近的韧带较松，关节窝较浅，在过度牵拉下容易脱白。　　　　　(　　)

2. 在2岁前幼儿的大肌肉群发育较差，而小肌肉群得到较好发育。　　　　　(　　)

3. 学前儿童3岁时直线画不直是不正常的现象。　　　　　　　　　　　　　(　　)

4. 唱歌就是为了高兴，因此幼儿可以按照喜好唱自己喜欢唱的歌。　　　　　(　　)

5. 正常的尿液呈淡黄色，有酸臭味。　　　　　　　　　　　　　　　　　　(　　)

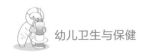

6. 幼儿足弓发育不良,易造成扁平足,因此要尽量少走路。 （   ）

7. 幼儿缺铁会导致造血不足,而引起佝偻病。 （   ）

8. 遵循幼儿神经系统特点,一日生活安排中,小班比大班游戏时间多,活动时间短。 （   ）

9. 幼儿睡眠只要保证充足,什么时候睡不重要。 （   ）

10. 指甲有保护功能,因此幼儿不用经常剪指甲。 （   ）

11. 幼儿听力敏锐,所以要教育幼儿不要大喊大叫,以免损伤听力。 （   ）

三、简答题

1. 怎样对幼儿的脊柱进行保健,防止驼背?

2. 如何培养幼儿正确的坐立行走姿势?

3. 怎样保护幼儿的嗓音?

4. 怎样保护幼儿眼的卫生?

四、实训任务

瑶瑶,5岁,中班小朋友。瑶瑶平时不管走路还是坐着总是腰有点弯,背是驼着的,上课时用手托着脑袋。看着这种情况,保育老师发现了瑶瑶的异常。

考核一:针对瑶瑶的情况,请指出问题所在。

考核二:根据所指出的问题,如何进行保育指导?

模块二

教学课件

幼儿生长发育规律的认识及健康评价

 模块导读

　　生长和发育紧密相关，幼儿的生长发育是非常复杂的过程，但又遵循一定的规律。保教人员熟悉幼儿生长发育规律，有助于正确认识和评价幼儿的身心发展。

　　本模块主要阐述幼儿的生长发育规律、体格生长发育的评价指标以及健康评价的方法等，要求完成本模块学习后能独立且熟练地对幼儿进行健康评价。

 学习目标

1. 掌握幼儿生长发育的规律、体格生长常用指标及其意义。
2. 掌握幼儿健康评估的常用方法。
3. 熟悉影响幼儿生长发育的因素。
4. 树立对幼儿健康的高度责任感和严谨的工作态度，爱护幼儿。

 内容结构

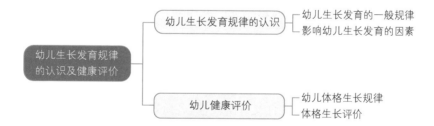

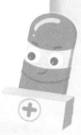

项目一

幼儿生长发育规律的认识

案例导入

铭铭,4岁,中班小朋友,能爬梯子,会自己穿鞋,能唱歌,会讲简单故事,会画人像,记忆力强,好奇心强。

请思考: 1. 幼儿生长发育遵循怎样的规律呢?

2. 哪些因素会影响幼儿生长发育呢?

项目要求

1. 熟悉幼儿生长发育的规律。

2. 了解影响幼儿生长发育的因素。

生长和发育是幼儿区别于成人的重要特点。生长是指幼儿身体各器官、系统的长大,属于"量变",可以通过具体的测量值来表示,如身高、体重等。发育是指细胞、组织、器官的分化及功能成熟,属于"质变"。实际上,生长和发育紧密相关,伴随幼儿整个成长过程,不可截然分开。监测和促进幼儿生长发育是幼儿保健的重要内容。

一、幼儿生长发育的一般规律

1. 生长发育是连续性、阶段性的过程

幼儿的生长发育是个连续的过程,呈现一定的程序性。例如,胎儿期的形态发育,先从头部开始,到躯干,最后为四肢。幼儿的生长发育又有阶段性,各阶段的生长发育特点不一,各阶段彼此联系,按顺序衔接,不能跨越。例如,大运动的发育,先会抬头、翻身、独坐,才会站立、行走。各年龄阶段的生长发育速度不尽相同。例如,体重和身长在婴儿期增长最快,是小儿出生后第一个生长高峰,第二年增长速度减慢,至青春期再次加速,出现第二个生长高峰。

2. 身体各部分系统、器官发育不均衡

儿童各系统、器官的发育不均衡,神经系统发育最早;免疫(淋巴)系统发育也较迅速,在青春期前达高峰,以后逐渐下降,并逐渐发育成熟稳定,达到成人水平;生殖系统发育最晚,迟至青春期结束发育成熟(见图2-1-1)。

3. 生长发育遵循一般的规律性

幼儿生长发育遵循以下一般规律:从上到下、从近到远、由粗到细、从简单到复杂、从低级到高级。例如,出生后运动的发育规律是先抬头、后挺胸,再会坐、立、行(从上到下);从手臂到手指、从大

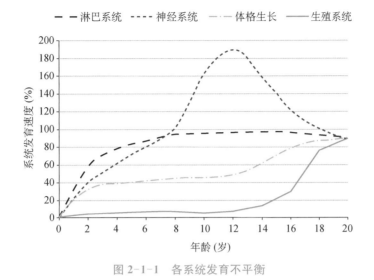

图 2-1-1 各系统发育不平衡

腿到脚趾的运动(从近到远);从手掌的抓握到手指的拾取(由粗到细);先画直线,后画圆圈、图形(从简单到复杂)。认识事物的过程从视、听、感知事物,逐渐发展到记忆、思维、分析、判断(从低级到高级)。幼儿大运动发育过程可简略地归纳为:二抬四翻六会坐,七滚八爬周会走(见表 2-1-1)。

表 2-1-1 幼儿大运动发育

年龄(月龄)	运动发育	年龄(月龄)	运动发育
0 月	卧床下颌不能抬起	8 月	支撑站立
1 月	俯卧时下颌抬起	10 月	爬行
2 月	俯卧时胸部抬起	11 月	引导行走
3 月	伸手够物	12 月	自行扶持站立
4 月	可支撑坐	13 月	爬楼梯
5 月	坐于膝上抓静物	14 月	独立稳定站立
6 月	坐高椅抓活动物体	15 月	独立稳定行走
7 月	独立坐		

4. 生长发育具有个体差异性

幼儿的生长发育有一定的规律性,但由于遗传、环境等因素的影响,每个幼儿的身体形态及机体功能都存在个体差异。例如,有些幼儿先会开口说话后会行走,有些幼儿恰恰相反,先会行走后会说话;有些幼儿活泼好动,有些幼儿则喜好安静。

在评价幼儿生长发育时,应充分考虑到个体发育的差异性,连续动态观察,不能机械地比对生长发育的正常值,以免得出片面或错误的结论。

5. 心理发展与生理发育相互影响

幼儿生理发育是心理发展的基础,而心理发展又影响生理功能。幼儿生理上的缺陷会导致其不正常的心理活动。例如,幼儿患佝偻病、身材矮小、肥胖、听力障碍等会产生自卑感,导致成年后生活缺乏自信。幼儿的心理状态也会影响生理的发育,情绪正常的幼儿表现出良好的精神面貌,积极参加幼儿园举行的各项活动;而情绪不良的幼儿,表现出精神不振、双眼无神、行动缓慢、注意力缺乏等。

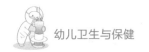

二、影响幼儿生长发育的因素

影响幼儿生长发育的因素,包括内因和外因。内因是指遗传因素决定了生长发育的潜力。外因包括营养、疾病、药物、孕母情况、生活、环境、家庭、社会等。幼儿的生长发育是个体遗传和环境因素共同作用的结果。

1. 内因

(1) 遗传

基因是个体生物学性状遗传的物质基础,它决定个体生长发育的可能性。幼儿的基因来自父母双方,父母的身高、体型、脸型特征、性成熟的早晚等均可影响幼儿的生长发育。

(2) 性别

一般而言,女孩平均身高、体重较同龄男孩小,但女孩比男孩早 2 年进入青春期,所以青春期女孩平均身高、体重超过同龄男孩。在进行幼儿生长发育水平评估时,应分别按男女标准进行。

2. 外因

(1) 营养

营养是保证幼儿生长发育的物质基础。营养素缺乏或摄入过量会影响幼儿的生长发育,可导致营养不良、肥胖症等。6 月龄至 2 岁小儿,铁元素摄入不足,可导致缺铁性贫血;维生素 D 不足,易患佝偻病。

(2) 疾病

所有急、慢性疾病对幼儿的生长发育都能产生直接影响,取决于疾病严重程度、病程长短和病变部位。例如,先天性心脏病幼儿常有体重下降、生长发育迟缓。

(3) 药物

幼儿机体尚未发育成熟,对药物的反应与成人不同。氨基糖苷类抗生素,如链霉素、庆大霉素,可影响听力、肾功能,幼儿应禁用。四环素可使牙齿发育不良,幼儿应忌用。幼儿长期使用糖皮质激素,可导致骨骼发育障碍。

(4) 孕母情况

母亲在孕早期如患感染性疾病、接触 X 线照射、药物、精神刺激等均可影响胎儿的发育,导致畸形。母亲在孕期如果营养素摄入不足,可导致早产或新生儿出生时体重低下。

(5) 生活

良好的生活习惯有助于幼儿的身高、体重增长。例如,足够的户外活动时间,充分利用空气、水、日光,加强体格锻炼;保证充足的睡眠,每日睡眠时间 9～10 小时,夏季应午睡。

(6) 环境

良好的居住环境,如阳光充足、空气清新以及水源清洁,能够促进幼儿生长发育。相反,环境污染会引发幼儿各种疾病,抑制正常发育进程。例如,铅、汞等重金属可造成幼儿智力发育障碍;粉尘、香烟烟雾、刺激性气体等可引起呼吸道疾病。

(7) 家庭

家庭因素包括家庭的经济状况、父母文化素质、家庭结构、教育方式、早期智力开发等。家庭成员关系紧张,父母对育儿方式的矛盾冲突,会对幼儿的体格、神经心理发育产生不良影响。

(8) 社会

地区经济差异、城乡差异、工业化、宗教等社会因素都会对幼儿生长发育产生深刻影响。完善的医疗保健服务设施,是保证幼儿体格、神经心理发育达到最佳状态的重要因素。在医疗服务相对欠缺的地区,幼儿感染性疾病、营养缺乏性疾病发病率相对偏高。

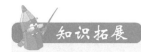

我国第五次全国儿童体格发育调查报告

　　2016 年 6 月,我国国家卫生和计划生育委员会发布了全国第五次儿童体格发育调查报告,其调查结果主要包括以下三个方面:①10 年来儿童体格发育水平进一步提高。从体重、身高的增长情况看,城区 3 岁以前儿童变化不大,3 岁后有不同程度增长,并且随年龄增长增幅逐渐增大。②40 年间我国儿童体格发育状况变化显著。一是九市 7 岁以下儿童体格发育水平显著提高;二是儿童体格发育水平的增长随着时代变迁呈现出不同的特点;三是城乡儿童身高体重差别逐渐缩小。③我国九市儿童体格发育水平国际比较有显著变化。2015 年,我国九市城乡 7 岁以下各年龄组儿童体格发育平均水平均已明显超过了世界卫生组织颁布的儿童生长标准。儿童体格发育反映了儿童营养和健康状况,是衡量一个国家和地区经济社会发展水平的重要标志。开展连续的儿童体格发育调查,不仅能客观地记录不同历史时期的儿童体格发育状况,还可以研究社会发展进程中儿童体格发育的影响因素,以便有针对性地制定政策措施,更好地促进儿童健康成长。

——摘自《全国第五次儿童体格发育调查报告》

项目二

幼儿健康评价

任务1 幼儿体格生长规律

案例导入

丽丽,3岁,小班小朋友,现体重13.2 kg,身长94.5 cm,乳牙20颗。

请思考:如何给幼儿园小朋友测量体重、身高?

任务要求

1. 掌握幼儿体重、身高(长)、头围、胸围、坐高等的测量方法。
2. 熟悉幼儿健康检查的时间、内容以及生长体格测量常用指标。
3. 了解幼儿体重、身高(长)、头围、胸围、坐高等测量指标的读数要求。

一、健康检查的时间

幼儿定期健康检查的时间安排如下:生后第一年分别在3、6、9、12月龄时进行,共4次;生后第二年分别在18、24月龄进行,共2次;生后第三年分别在30、36月龄进行,共2次;3岁后,每年检查1次(见图2-2-1)。如检查发现异常状况,则增加检查次数。

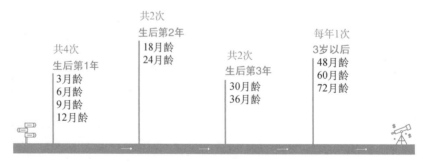

图 2-2-1　幼儿健康体检时间安排

二、健康检查的内容

1. 询问病史

通过询问家长或监护人,获得幼儿生长发育的相关资料,包括出生史、喂养史、睡眠作息、饮食、户外活动、日常生活与卫生习惯、预防接种史、既往疾病史。详细了解生长发育史,了解幼儿体格生长指标情况。生活史方面,应了解幼儿的生活环境及卫生、睡眠、排泄习惯,有无特殊行为问题,如吮拇指、咬指甲等。

2. 体格测量和评价

体格测量指标包括体重、身高(身长)、头围、胸围、坐高(顶臀长)、上臂围、腹壁皮下脂肪厚度、前囟大小等。可根据实际情况测量相应指标,其中前三项为必测内容。测量工具多种多样,图 2-2-2、图 2-2-3 分别为体重、身长测量工具。

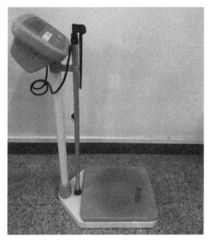

图 2-2-2 电子体重秤

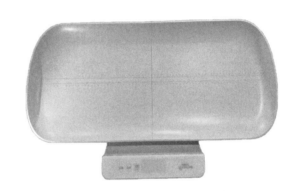

图 2-2-3 身长测量器

三、体格生长常用测量指标

1. 体重

幼儿体重测量常使用杠杆式体重计。为确保体重计的准确性,测量前须先校正。幼儿仅穿短裤、背心(如天气寒冷,可穿厚衣服,测量后减去厚衣服的重量)。3 岁以上幼儿可站立于秤台中央,3 岁以下可采用下蹲,1 岁以下可躺着测量。然后检查者调整砝码,调至杠杆平衡,读出数值,即为体重。测量误差不超过 ±0.1 kg。体重测量宜安排在早晨,在空腹、排便后进行。

2. 身高(身长)

3 岁以上幼儿使用身高计测量身高。幼儿脱去鞋子、帽子,取立正姿势站于身高计的底板上,头部保持正直,双眼平视前方,躯干挺直,双上肢自然下垂,足跟靠拢,足尖稍分开,枕部、肩胛、臀部、足跟紧靠在身高计的垂直立柱上。检查者将滑板轻贴幼儿头顶,读取立柱上的数值,测量误差不超过 ±0.5 cm。

3 岁以下幼儿使用测量床测量身长。取小儿仰卧位,脱去鞋袜,仰卧于测量床底板中线上,检查者扶住幼儿头部,面部朝上,头板轻贴顶部。另一检查者站于幼儿右侧,左手固定幼儿双膝,使下肢伸直并紧贴测量床,右手移动足板,紧贴幼儿足跟,读取数值,记录至小数点后一位数,即为身长。

3. 头围

选择软尺,以幼儿一侧眉间为起点,将软尺从右侧经眉弓上缘至枕骨粗隆,绕至左侧,回至原点,

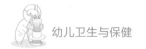

该距离即为头围。测量时,软尺贴紧头皮,左右对称。测量女孩应将头发上下拨开。测量误差不超过±0.1 cm。

4. 胸围

幼儿安静站立,放松,双手自然下垂,两足分开与肩同宽,平静呼吸。检查者站在幼儿正前方,将软尺置于幼儿两侧肩胛下角下缘,沿胸两侧至乳头的中心点测量。测量误差不超过±0.1 cm。

5. 坐高

常选择坐高计测量。幼儿坐在矮凳上,骶部紧贴测量板,然后坐直,大腿与凳面完全接触,与躯干垂直而与地面平行,双腿靠拢、屈曲呈 90°,足尖向前,头、肩部的位置与测量身高的要求相同。检查者移动头板轻贴幼儿头顶,读取并记录数值。测量误差不超过±0.5 cm。

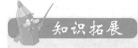

上部量和下部量

幼儿的身高(长)发育过程中,头部、脊柱和下肢的发育速度并不一致。其中,头部生长较早,而青春期身高增长则以下肢为主。上部量和下部量可以评估头部、脊柱、下肢占身长的比例。上部量是测量头顶至耻骨联合上缘的长度,下部量是测量耻骨联合上缘至足底的长度,前者反映头和脊柱的发育,后者反映下肢的发育。新生儿时期上部量大于下部量,中点在脐上;2 岁时中点在脐下;6 岁时中点移至脐与耻骨联合上缘之间;12 岁时上、下部量相等,中点在耻骨联合上缘。

任务 2　体格生长评价

任务要求

1. 熟悉幼儿体格生长各项评价指标及评价方法。
2. 能根据幼儿体格测量结果进行分析,并作出体格生长评价。

微课

幼儿体格
生长评价

一、评价指标

1. 体重

体重是指机体的组织、器官、体液等的总重量,是衡量幼儿营养状态最重要的指标。幼儿平均体重估算公式如表 2-2-1 所示。

表 2-2-1　幼儿平均体重估算公式

年龄段	公式(单位:kg)	年龄段	公式(单位:kg)
1~6 个月	出生时体重＋月龄×0.7	1 岁~12 岁	年龄×2＋8
7~12 个月	6＋月龄×0.25		

体重的测量频率为:新生儿,在出生后 8 小时内测量;未满 6 月龄,每月测 1 次;6~12 月龄,每

2 个月测 1 次;1～2 岁,每 3 个月测 1 次;2 岁以上,每半年测 1 次。

2. 身高(身长)

3 岁以下幼儿采取仰卧位测量,为身长;3 岁以后立位测量,为身高。身高(身长)反映骨骼生长发育,尤其是长骨的发育。正常新生儿出生时平均身长为 50 cm,生后第一年身长平均增长 25 cm,前 3 个月的增长量与后 9 个月的增长量相当,1 岁时身长约 75 cm。1 岁以后至青春期前平均身高(长)估算公式为:身高(长)=年龄×7+75(cm)。身高(身长)的增长与遗传、内分泌、营养等因素相关。

3. 头围

头围是脑和颅骨发育的重要指标。正常新生儿头围约 33～34 cm;生后第一年的前 3 个月增长量与后 9 个月的增长量相当,约 6 cm;3 月龄约 40 cm;6 月龄约 44 cm;1 岁时头围约 46 cm;2 岁时 48 cm;5 岁时 50 cm。头围的监测,在生后 2 年最有价值,头围过小常提示脑发育不良;头围过大则提示脑积水等。

4. 胸围

胸围反映胸廓和肺的发育。出生时胸围小于头围 1～2 cm,约 32 cm;1 岁时,头围约等于胸围,约 46 cm。1 岁以后至青春期前胸围大于头围,两者之差约等于年龄减 1。胸围的发育与营养、上肢锻炼及胸廓发育有关。胸廓畸形可见于佝偻病和先天性心脏病等。

5. 坐高

坐高是指头顶至坐骨结节的长度,反映躯干与下肢的比例关系。3 岁以下婴幼儿卧位测量,称顶臀长。新生儿出生时平均坐高约 33 cm,约占身长的 66%;2 岁时约占 61.1%;4 岁时约占 60%;6～7 岁约占 56.4%(见表 2-2-2)。幼儿此比例出现异常,见于内分泌疾病、软骨发育不全等。

表 2-2-2 坐高占身长比

年龄	坐高占身长比(%)	年龄	坐高占身长比(%)
新生儿	66%	4 岁	60%
2 岁	61.4%	6～7 岁	56.4%

二、评价标准

幼儿生长发育的评价标准是个体或集体幼儿生长发育状况的统一尺度。一般是在某一段时间内,在一定的区域范围选择有代表性的幼儿,就某几项发育指标进行大数量的测量,并做统计学数据分析,即为该地区个体和集体幼儿的发育评价标准。需注意的是,幼儿的生长发育标准只适用于一定地区或一定人群,是相对的而非绝对。

三、评价方法

1. 百分位数法

百分位数法适用于正态和非正态分布的资料,以第 50 百分位(P_{50})为中位数,常以 P_3、P_{10}、P_{25}、P_{50}、P_{75}、P_{90}、P_{97} 表示百分位数 5 个等级(见表 2-2-3)。P_3 代表第 3 百分位数值,P_{97} 代表第 97 百分位数值。$P_3 \sim P_{97}$ 包括总体样本的 94%,一般视为正常范围。也有观点认为 $P_{10} \sim P_{90}$ 范围内的幼儿都应视为正常。根据同年龄同性别儿童的体重、身高,可绘制生长发育的百分位数曲线图(见图 2-2-4)。例如,图 2-2-4 箭头所示某 4 岁女孩体重位于 P_{50} 与 P_{97} 两线之间,表示体重发育处于同龄女孩的中上水平。对于 P_3 以下和 P_{97} 以上的个体幼儿应长期跟踪观察,并结合体检结果综合分析,判断是否存在发育异常。

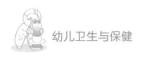

表 2-2-3 生长发育评价标准表(百分位数法)

等级	标准	理论百分数
上等	P₉₀ 以上	10%
中上等	P₇₅ 至 P₉₀	15%
中等	P₇₅ 至 P₅₀	50%
中下等	P₂₅ 至 P₁₀	15%
下等	P₁₀ 以下	10%

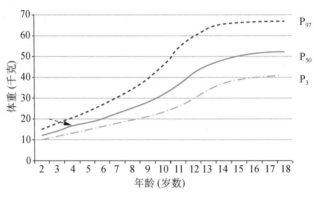

图 2-2-4 2～18 岁儿童体重发育百分位曲线图

　　另外,结合幼儿的体重、身高百分位数曲线图可以帮助判断身材是否匀称。假设某男孩的身高处于 P_{50} 与其体重的百分位数相当,则说明他的身材匀称;如果体重的百分位数明显大于身高的百分位数,表示其身材矮胖;反之,如果身高的百分位数显著大于体重的百分位数,提示其身材瘦长。国内常用的体重、身高生长发育百分位数曲线图,男孩的图为蓝色,而女孩的图为粉红色,使用过程中不可混淆。

　　百分位数评价法较为精确,适用范围较广,但计算相对复杂,对样本量的要求较高,受两端数据影响大,若样本量较小会导致结果不稳定。一般认为百分位数法确定参考范围时,样本量应达 150 例以上。

2. 均值离差法

　　正常儿童生长发育状况多呈正态分布,可用此法评价,以均值($\bar{x}$)加减标准差(s)来表示。约 68% 幼儿的体重、身高数值在 $\bar{x}\pm s$ 范围内;约 95% 幼儿在 $\bar{x}\pm 2s$ 范围内,被认为正常;约 99% 幼儿在 $\bar{x}\pm 3s$ 范围内。在 $\bar{x}\pm 2s$ 范围以外的幼儿不能简单认为异常,必须连续观察、监测,结合个体的疾病、营养、遗传等因素考虑再下结论。

　　示例:采用 2005 年 9 市城(郊)区 7 岁以下儿童体格发育测量值调查资料所制定的标准,作为幼儿体格生长的评价标准(见表 2-2-4)。

表 2-2-4 7 岁以下儿童体格发育测量值(城区,部分数据)

年龄组	男									
	体重(kg)		身高(cm)		坐高(cm)		头围(cm)		胸围(cm)	
	x	s	x	s	x	s	x	s	x	s
出生	3.33	0.39	50.4	1.7	33.5	1.6	34.5	1.2	32.9	1.5
1 个月	5.11	0.65	56.8	2.4	37.8	1.9	38	1.3	37.5	1.9

(续表)

年龄组	男									
	体重(kg)		身高(cm)		坐高(cm)		头围(cm)		胸围(cm)	
	$\bar{x}$	s	$\bar{x}$	s	$\bar{x}$	s	$\bar{x}$	s	$\bar{x}$	s
…	…	…	…	…	…	…	…	…	…	…
4.0岁～	17.37	2.03	106	4.1	60.7	2.3	50.5	1.3	53.4	2.5
4.5岁～	18.55	2.27	109.5	4.4	62.2	2.4	50.8	1.3	54.4	2.6

使用该评价方法时,查阅表格可知同性别同年龄的小儿相应体格发育水平的均值及标准差,通过进一步计算可得出结论。例如,查阅上表数据可知4岁男孩的身高均值 $\bar{x}$ 为106 cm,标准差 s 为4.1 cm。$\bar{x} \pm 2s$ 可求得区间(97.8,114.2)。另外,查阅表格时应当注意城区、郊区小儿的数值有所不同,避免误用。均值离差法能直观地反映幼儿发育的好坏,方法简单,能较好地显示托幼机构中不同发育水平人数的比例。但均值离差法仅对单项发育指标作出评价,如身高、体重、头围等。无法对幼儿发育的均匀程度作出判断,亦不便于对个体幼儿发育进行动态观察。

3. 指数评价法

指数评价法是比较两项指标间的相互关系以评价生长发育。该法种类较多,一般分为人体形态、功能和素质三方面的指数,以下为常见的四种形态指数。

(1)身高体重指数

身高体重指数为体重(g)/身高(cm),表示每厘米身高所含的体重量,反映个体的充实程度及当时的营养状况,随年龄增长而增长,通常男孩大于女孩。

(2)身高坐高指数

身高坐高指数为坐高(cm)/身高(cm)×100,反应个体躯干与下肢的比例关系,以表示体型特点,随年龄增长而减少,即下肢比例逐渐增加。

(3)身高胸围指数

身高胸围指数为胸围(cm)/身高(cm)×100,反映个体胸廓、肺的发育状况,表示体型特点。数值大,即胸围相对较大。该数值在生后3个月内有一定程度增加,而后随年龄增长而减小,通常男孩大于女孩。

(4)体重指数

体重指数(BMI)为体重(kg)/[身高(m)]^2,反映个体营养状况及骨骼、肌肉充实程度。婴幼儿的体重指数正常范围为15～19,如是10～13为营养不良,13～15为消瘦,大于22为肥胖。

指数评价法使用方便,计算简单,但该法适用范围有限,只能判断个体单项指标在体格发育中所占的位置,不能综合评价个体的生长发育情况,有时在使用过程中会与实际情况有所偏差。

4. 三项指标综合评价法

三项指标综合评价法是按身高的体重、按年龄的身高及按年龄的体重三项指标,全面评价幼儿的生长发育状况,是世界卫生组织推荐的评价方法(见表2-2-5)。

表2-2-5 三项指标综合评价表

按身高的体重	按年龄的身高	按年龄的体重	评价意义
高	高	高	高个子,近期营养过度
高	中	中	目前营养良好
高	低	高	肥胖++

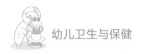

（续表）

按身高的体重	按年龄的身高	按年龄的体重	评价意义
高	中	高	近期营养过度
高	低	中	目前营养好，既往营养不良
中	高	高	高个子，体型匀称，营养正常
中	低	低	目前营养尚可，既往营养不良
中	中	中	营养正常
中	低	中	既往营养不良，现在正常
中	中	高	营养正常
中	中	低	营养尚可
中	高	中	高个子，营养正常
低	高	中	瘦高体型，目前轻度营养不良
低	中	低	目前营养不良＋
低	高	低	目前营养不良＋＋
低	中	中	近期营养不良
低	低	低	近期营养不良，过去营养不良

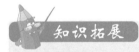

知识拓展

幼儿心理发展评价

　　幼儿心理发展评价的目的是准确地把握幼儿心理健康发展状况，检查出有问题和有心理障碍的个体，从而有针对性地实施早期教育，对心理障碍幼儿进行早期干预。幼儿心理评价采用以下评估量表：丹佛发育筛查测试（DDST）、绘人测试和韦克斯勒学前幼儿智力量表（WPPSI）。丹佛发育筛查测试是20世纪60年代在美国丹佛对该地区幼儿进行了大量的测试后制定出来的简易测试法，操作简单，容易掌握。该测试法包含104个项目，其中个人社会技能23项、精细运动与适应性动作30项、语言能力20项、粗动作能力31项。本测验方法适用年龄为0～6岁。它能够比较灵敏地发现小儿的智力发育问题，同时可以作为高危幼儿的发育监测手段。

■ 小　结 ■

　　本模块介绍了幼儿生长发育的规律及影响生长发育的因素；体格生长常用测量指标和测量方法，包括体重、身高（长）、头围、胸围、坐高等；常见的体格生长评价方法，包括百分位数法、均值离差法、指数评价法和三项指标综合评价法。通过本模块学习，要求学生掌握幼儿生长发育规律，掌握相关指标的测量方法，并学会使用相关评价工具对幼儿进行正确的生长发育评价。

思考与练习

一、单项选择题

1. 人体发育成熟最早的系统是(   )。

 A. 神经系统　　　　　　　　B. 淋巴系统

 C. 消化系统　　　　　　　　D. 呼吸系统

 E. 生殖系统

2. 与儿童生长发育规律不符合的是(   )。

 A. 生长发育是连续的过程　　B. 生长发育遵循一定的规律

 C. 各系统器官发育的速度是一致的　D. 有一定的个体差异

 E. 受遗传和环境因素的影响

3. 关于小儿生长发育规律的描述错误的是(   )。

 A. 自上而下　　　　　　　　B. 由近到远

 C. 由细到粗　　　　　　　　D. 由简单到复杂

 E. 由低级到高级

4. 小儿体格发育监测的指标中,最重要的是(   )。

 A. 身长　　　　　　　　　　B. 体重

 C. 头围　　　　　　　　　　D. 胸围

 E. 囟门

5. 关于小儿各期身高的指标中,错误的一项是(   )。

 A. 出生时平均身高约为 50 cm　B. 前半年的增长量约等于后半年

 C. 1 周岁时平均身高约为 75 cm　D. 2 周岁时平均身高约为 85 cm

 E. 2 岁以后平均每年增长 5～7 cm

6. 下列关于头围的说法正确的是(   )。

 A. 出生时平均 32 cm　　　　B. 3 个月时 34 cm

 C. 1 岁时 46 cm　　　　　　D. 2 岁时 50 cm

 E. 5 岁时 54 cm

7. 3 岁小儿的平均身长是(   )。

 A. 71 cm　　　　　　　　　B. 75 cm

 C. 81 cm　　　　　　　　　D. 85 cm

 E. 96 cm

8. 新生儿出生时的平均体重约(   )。

 A. 3 kg　　　　　　　　　　B. 6 kg

 C. 9 kg　　　　　　　　　　D. 12 kg

 E. 14 kg

9. 新生儿出生时的平均头围约为(   )。

 A. 46 cm　　　　　　　　　B. 75 cm

    C. 91 cm   D. 85 cm

    E. 34 cm

10. 1岁时小儿的胸围约为（　　　）。

    A. 46 cm   B. 75 cm

    C. 91 cm   D. 85 cm

    E. 34 cm

11. （　　　）儿童的标准体重可用公式"体重(kg)＝年龄×2＋8"粗略计算出来。

    A. 1～6岁   B. 3～15岁

    C. 2～12岁   D. 6～15岁

    E. 1～3岁

12. （　　　）儿童的标准身高可用公式"身高(cm)＝年龄×5＋75"粗略计算出来。

    A. 1～6岁   B. 3～15岁

    C. 2～12岁   D. 6～15岁

    E. 7～12岁

13. （　　　）的婴幼儿可采用量床来测量身长。

    A. 6岁   B. 5岁

    C. 4岁   D. 3岁以下

    E. 7岁

14. 校正杠杆秤的零点就是把游锤放到（　　　）刻度上。

    A. 任意   B. 0左

    C. 0右   D. 0

    E. 1

二、判断题

1. 影响幼儿生长发育的因素主要是遗传，环境因素影响不大。（　　　）

2. 幼儿生长发育遵循一定规律，各系统、器官的发育都是均衡一致的。（　　　）

3. 婴儿时期，体格生长发育非常迅速，是体格生长发育的第一个高峰。（　　　）

4. 幼儿生长发育一般规律包括：从上到下、从近到远、由粗到细、从简单到复杂、从低级到高级。（　　　）

5. 在寒冷天气给幼儿测量体重，可穿厚衣服，测量后减去厚衣服的重量。（　　　）

6. 3岁以上小儿使用身高计测量身高。（　　　）

7. 头围的监测，在3岁内测量最有价值。（　　　）

8. 体重指数的计算方式是身高(m)/[体重(kg)]^2。（　　　）

9. 对即将入幼儿园生活的婴幼儿进行健康检查，更好地掌握每名婴幼儿生长发育的特点，是入园前健康检查的目的之一。（　　　）

10. 0～12岁儿童的标准身高可用公式"身高(cm)＝年龄×5＋75"粗略计算出来。（　　　）

11. 3岁以上幼儿测量身高可采用身高测量仪，或者将皮尺或木尺固定在墙上测量身高。（　　　）

12. 3岁以下的婴幼儿测量身高采用仰卧位方式，使用量床来测量。（　　　）

三、简答题

1. 幼儿生长发育的规律有哪些？

2. 影响幼儿生长发育的内因、外因有哪些？

3. 简述给 4 岁幼儿测量身高的操作方法。

4. 简述给幼儿测量头围的操作方法。

5. 简述幼儿生长发育的常用评价指标及评价方法。

四、实训任务

今天,红太阳幼儿园的小朋友进行了生长发育体格测量。其中,中班的阳阳小朋友,测得身高 104 cm,体重 20.3 kg,头围 49.2 cm,胸围 52.5 cm。

考核一:模拟测体重过程,并描述如何使用体重计进行操作。

考核二:对于阳阳的测量结果,如何根据体重指数法进行评价?

模 块 三

幼儿的营养与膳食

 模块导读

　　营养是机体获得和利用食物维持生命活动的整个过程。对于处在生长发育快速阶段的小儿,幼儿园及家庭为其提供充足、均衡的营养是非常重要的。营养供应不足,小儿易患营养缺乏性疾病;供应过量,则导致营养过剩,影响健康,甚至导致成人期患代谢性疾病。

　　本模块重点掌握幼儿生长发育过程中所需主要营养物质的功能、食物来源、缺乏时机体的表现,如何为幼儿创设安全、健康的膳食环境。难点在于独立配制一份平衡、健康的膳食。

 学习目标

1. 掌握幼儿生长发育的能量需求、营养素的基础知识,以及幼儿膳食配制的原则。
2. 熟悉幼儿常见营养问题、幼儿膳食的配制方法,以及预防食物中毒的措施。
3. 能独立且熟练地根据幼儿生长发育需求配制每日膳食。
4. 树立对幼儿健康的高度责任感和严谨的工作态度,爱护幼儿。

 内容结构

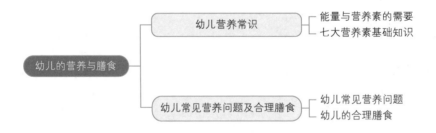

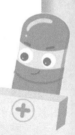

幼儿营养常识

任务 1　能量与营养素的需要

案例导入

　　华华,男孩,4岁,就读于某幼儿园小班。现在体重16.5 kg,身高105 cm。该幼儿园从周一至周五给小朋友提供早餐、午餐、午点,菜谱多种多样、搭配合理、营养丰富,深受小朋友们喜欢。

　　请思考:1. 幼儿生长发育的能量需求包括哪些方面?

　　　　　　　2. 食物中各种营养素是如何分类的?

任务要求

　　1. 熟悉幼儿的能量需要。

　　2. 了解宏量营养素的热量计算。

　　营养是指机体摄取、消化、吸收和利用食物的整个过程。营养素是指维护机体健康,提供生长发育、活动所需的各种食物中含有的营养成分。能量是机体进行生理活动所需的动力来源,人体每时每刻都在消耗能量。人体所需能量是食物中的糖类、脂肪和蛋白质在体内经氧化产生的。机体摄入和消耗的能量通常用热量单位来表示,即千卡(kcal)。国际上多采用焦耳(J)为热量单位,其换算关系是1 kcal=4.184 kJ。每克蛋白质、糖类、脂肪在体内氧化,可分别产生热量4 kcal、4 kcal、9 kcal。

一、能量的需要

　　幼儿能量消耗包括基础代谢、食物的特殊动力作用、活动所需、生长发育所需和排泄的消耗五个方面。

　　1. 基础代谢

　　基础代谢是指机体在安静、空腹、清醒状态下,在18～25℃的环境下,用以维持基本生命活动时的能量需要量,包括维持体温、肌肉张力、循环、呼吸等。婴幼儿基础代谢的能量需要占总能量需要量的一半以上。

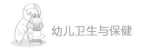

2. 食物的特殊动力作用

食物的特殊动力作用是指消化和吸收食物时所需的能量,主要用于体内营养素的代谢。蛋白质、脂肪和糖类的特殊动力作用不尽相同,其中蛋白质的特殊动力作用最大。

3. 活动所需

活动所需是指机体肌肉活动的能量消耗,是机体能量消耗的主要部分。此部分能量消耗与幼儿的活动强度、活动持续时间以及活动类型有关。随着年龄增长,幼儿活动量增加,活动所需能量消耗也逐渐增加。

4. 生长发育所需

生长发育所需的能量为幼儿特有的能量消耗,区别于成人。生长越快,能量需要越多。婴儿期作为幼儿体格发育第一个高峰,所需能量约占总能量的25%～30%,以后随着年龄增长逐渐减少,到青春期又增高。

5. 排泄的消耗

排泄的消耗是指机体摄入的食物不能完全被吸收,部分未经消化、吸收的食物随着排泄物排出体外。婴儿期排泄的消耗占总能量的10%,腹泻时排便次数增多可增加,而便秘时则减少。

幼儿基础代谢率高,生长发育迅速,如果出现长期能量供给不足,可导致生长迟缓、营养不良、免疫功能低下、易患感染性疾病。相反,如果能量长期过量供给,会发生肥胖症等疾病,导致动脉损害,可延续至成年。因此,幼儿的能量供给与消耗应保持平衡。一般而言,幼儿膳食中蛋白质、脂肪、糖类供应的能量分别占总能量的10%～15%、30%～35%、50%～60%。

二、营养素的需要

幼儿所需的营养素分为宏量营养素和微量营养素,前者包括蛋白质、脂肪和糖类,是机体的三大产能物质;后者包括矿物质、维生素、膳食纤维和水,此部分不提供能量,在维持机体正常生理功能方面有着重要意义。

任务2　七大营养素基础知识

案例导入

红红,女孩,5岁,在城区某幼儿园读中班。她每逢周一至周五都在幼儿园吃早餐、午餐、午点。早餐她很喜欢吃花卷、肉包和豆浆,但不爱喝牛奶。午餐她喜欢吃"金银"米饭、番茄炒蛋,但有时候她不爱吃青菜。

请思考:1. 上述食物中都含有哪些营养素呢?

2. 各种营养素对幼儿的生长发育有哪些意义?

任务要求

1. 熟悉营养素的分类、食物来源及幼儿的需求量。

2. 了解各类营养素的生理功能、组成及营养价值。

一、蛋白质

1. 生理功能

蛋白质的生理功能包括构成人体细胞和组织的结构成分,调节生理功能,增强免疫力及为人体供能。蛋白质是一切生命的基础,人体的每个组织都由蛋白质组成,例如皮肤、肌肉、内脏等,对人体的生长发育非常重要。

2. 组成及营养价值

蛋白质由氨基酸组成,人体氨基酸包括 20 种,分必需氨基酸和非必需氨基酸两大类。其中有9 种氨基酸人体不能合成,需从食物蛋白质中获得,称为必需氨基酸,即异亮氨酸、亮氨酸、苯丙氨酸、蛋氨酸、赖氨酸、色氨酸、缬氨酸、组氨酸和苏氨酸。非必需氨基酸人体可自行合成,或经过其他氨基酸转化而成。

蛋白质营养价值的高低,取决于所含氨基酸的种类、数量及比例。组成蛋白质的氨基酸模式与人体蛋白质氨基酸模式接近的食物,生物利用率高,称为优质蛋白质,主要源于动物和大豆蛋白质。植物蛋白质,除了豆类,所含必需氨基酸种类不全、营养价值较低,属于非优质蛋白质。将几种不同种类的植物蛋白质混合食用,能够使所含的氨基酸种类、含量相互补充,提高了混合食物的营养价值,称为蛋白质的互补作用。

3. 食物来源

动物性食物含有蛋白质较丰富的有肉类、蛋类、鱼类、乳类;植物性食物中则以豆类及其制品、干果、谷类的蛋白质含量丰富。通常,动物性食物的蛋白质含量高于植物性食物,如禽、畜、鱼的肌肉中含蛋白质 15%～22%,蛋类含蛋白质 11%～14%。

4. 幼儿的需求量

幼儿因生长发育需要,蛋白质需求量较成人多,特别是优质蛋白质。在安排幼儿膳食时,优质蛋白质应占膳食中总蛋白质的 50% 以上。蛋白质所提供的热量,应占总热量的 10%～15%。幼儿如果长期蛋白质摄入不足,会导致生长发育迟缓、体重低下、免疫力下降,甚至影响智力发育。而蛋白质摄入过多,过多的蛋白质被肝脏分解代谢,其代谢废物通过肾脏过滤排泄,造成浪费,并加重肝肾负荷。

二、脂肪

1. 生理功能

脂肪的生理功能包括提供热量,构成组织成分,作为脂溶性维生素的溶剂,保持体温,保护内脏、神经及血管。构成脂肪的基本单位是脂肪酸,其中,亚油酸和亚麻酸人体不能自身合成,必须由食物供给,称为必需脂肪酸。亚油酸和亚麻酸有助于促进婴儿大脑和视网膜发育。

2. 食物来源

动物性脂肪来自肉类、鱼肝油、蛋黄等食物,以肥猪肉中脂肪含量最高(90.8%)。动物性食物主要提供饱和脂肪酸,但鱼类例外,鱼类不饱和脂肪酸含量丰富。植物性食物以油料作物(如大豆、花生、油菜籽、葵花子等)含油量丰富,且以不饱和脂肪酸为主,但椰子油、可可油中的脂肪酸主要是饱和脂肪酸。

3. 幼儿的需求量

膳食中的脂肪摄入量,受饮食习惯、季节和气候的影响较大。目前认为,幼儿每日脂肪供给量占每日总能量的 30%～35% 为宜。如果幼儿饮食中长期脂肪摄入不足,会导致消瘦、体重下降、脂溶性

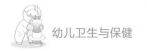

维生素缺乏。相反,脂肪摄入过多,会引起消化不良、体重超重,甚至肥胖。

三、糖类

1. 生理功能

糖类的生理功能包括为机体提供能量,构成机体的重要成分,贮存能量和维持心脏、神经的正常功能等。氧化供能是糖类的主要生理功能;糖和蛋白质结合形成的糖蛋白,是某些激素、酶、血液中凝血因子和抗体的成分;细胞膜上某些激素受体、离子通道和血型物质等,也是糖蛋白。

2. 食物来源

糖类主要来源于谷类食物,少数来源于含糖蔬菜和水果等。粮谷类、薯类和杂豆类是膳食中糖类的主要来源。粮谷类一般含量为 60%～80%,薯类中含量为 15%～29%,杂豆类含量为 40%～60%,这三类食物在我国传统的饮食结构中占有很大比例。

3. 幼儿的需求量

婴幼儿膳食中糖类供给的能量,应占总热量的 50%～60% 为宜。糖类摄入不足,会引起低血糖、体重下降,甚至营养不良。如果摄入过多,在机体内会转化为脂肪贮存,出现肥胖。另外,幼儿进食较多含糖食品,会导致龋齿发生率升高。

四、维生素

认识维生素

维生素是维持人体正常生理功能所必需的一类有机化合物。可分为水溶性维生素和脂溶性维生素,前者包括维生素 B 族和 C 族,后者包括维生素 A、D、E、K。水溶性维生素在机体排泄较快,必须每日供给,缺乏时很快出现症状,过量不易引起中毒。脂溶性维生素排泄较慢,缺乏时症状出现较迟,过量易中毒。

1. 脂溶性维生素

（1）维生素 A

维生素 A 构成视紫质,维持上皮细胞的完整性,促进生长发育。维生素 A 主要的食物来源包括动物肝脏、蛋黄、鱼肝油以及有色蔬菜的胡萝卜素。维生素 A 缺乏,可致夜盲症、干眼病。

（2）维生素 D

维生素 D 的生理功能是调节钙磷代谢,促进肠道对钙磷的吸收,维持血钙浓度的正常水平,以及维持骨骼、牙齿的正常发育。维生素 D 主要的食物来源包括动物肝脏、鱼肝油、蛋黄,此外,人体皮肤经紫外线照射可合成维生素 D。幼儿长期缺乏维生素 D,可患佝偻病和手足搐搦症。

（3）维生素 K

维生素 K 的生理作用是合成凝血酶原,凝血因子 Ⅱ、Ⅶ、Ⅸ、Ⅹ 的合成依赖于维生素 K。维生素 K 主要的食物来源包括动物肝脏、蛋类、豆类、绿叶蔬菜,此外,人体肠道大肠杆菌可合成维生素 K。

（4）维生素 E

维生素 E 是有效的抗氧化剂,其生理功能是促进细胞成熟与分化。维生素 E 主要的食物来源包括麦胚油、豆类、蔬菜,其中,油料作物的种子、谷类、坚果类、蛋黄等含量较多。

2. 水溶性维生素

（1）维生素 B_1

维生素 B_1 主要的生理功能是构成脱羧辅酶的主要成分,维持神经、心肌的功能,调节胃肠蠕动,促进生长发育。维生素 B_1 主要的食物来源包括麦麸、豆、花生、瘦肉。此外,人体肠道细菌可合成部分维生素 B_1。维生素 B_1 严重缺乏时,可患脚气病,重者可影响心脏、神经功能。

（2）维生素 B_2

维生素 B_2 为辅黄酶的主要成分，参与机体氧化反应。维生素 B_2 主要的食物来源包括动物肝脏、蛋类、乳类、蔬菜、酵母。维生素 B_2 缺乏时，可出现口腔溃疡、口角炎、舌炎等。

（3）维生素 B_6

维生素 B_6 为人体内某些辅酶的成分，参与多种代谢反应，尤其是和氨基酸代谢有密切关系。维生素 B_6 存在于各种食物中，在酵母菌、肝脏、谷粒、肉、鱼、蛋、豆类及花生中含量较多，也可以由肠道细菌合成。

（4）维生素 B_{12}

维生素 B_{12} 参与核酸的合成，促进细胞及细胞核的成熟，对造血和神经组织代谢有重要的作用。维生素 B_{12} 存在于动物肝脏、肾、肉等动物食品。幼儿缺乏维生素 B_{12}，可导致巨幼细胞性贫血。

（5）叶酸

叶酸的活化形式四氢叶酸参与核苷酸的合成，有造血作用，可预防胎儿神经管畸形。叶酸存在于各种食物，如动物肝脏、肾脏、酵母，尤其是绿叶蔬菜。幼儿缺乏叶酸，也可以出现巨幼细胞性贫血。

（6）维生素 C

维生素 C 主要参与羟化和还原过程，对胶原蛋白、细胞间黏合质、神经递质的合成及类固醇的羟化，氨基酸代谢，抗体及红细胞的生成等均有重要作用。维生素 C 存在于各种新鲜水果、蔬菜中。维生素 C 缺乏时毛细血管脆性增加，有明显出血倾向，如皮下出血、牙龈出血、溃烂等，严重者出现坏血病。

五、矿物质

矿物质包括常量元素和微量元素。常量元素是指人体含量大于 0.01% 的元素，包括钙、磷、钠、钾、镁、氯、硫，其中钙和磷的比例接近人体重总体重的 6%，构成人体的骨骼、牙齿等组织。微量元素指人体含量小于体重 0.01% 的元素，包括铁、钴、镍、铜、锌、碘、硒、硅等。

1. 钙

钙元素是构成骨髓、牙齿的主要成分；钙离子是重要的凝血因子之一，能降低神经肌肉的兴奋性。钙主要来源于乳类、豆类、绿色蔬菜，幼儿缺钙会导致生长发育迟缓，牙齿发育不整齐。

2. 磷

磷元素是骨骼、牙齿、各种酶的主要成分，是构成人体细胞膜的成分之一，协助蛋白质、脂肪、糖类的代谢，参与缓冲系统，维持酸碱平衡。磷主要来源于肉类、豆类、五谷杂粮、乳类。

3. 镁

镁元素是构成骨骼牙齿的重要成分，激活糖代谢酶，与神经肌肉兴奋性有关，参与细胞代谢过程。镁主要来源于谷类、豆类、干果、肉类、乳类。佝偻病患儿缺镁时，可出现手足搐搦表现。

4. 钾

钾元素是人体内必需的常量矿物质，是机体肌肉、神经组织中的重要成分之一，构成细胞质的要素，维持酸碱平衡，调节神经肌肉活动。钾主要存在于果汁、紫菜、肉类、乳类，水果中香蕉的钾含量丰富。

5. 钠和氯

钠是细胞外液中带正电的主要离子，参与水的代谢、保证体内水的平衡、调节体内水分与渗透压、维持体内酸和碱的平衡、维持血压正常、增强神经肌肉兴奋性。钠和氯主要来源于食盐、新鲜食物、蛋类。

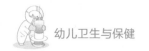
6. 铁

铁元素是血红蛋白、肌红蛋白、细胞色素等主要成分,协助氧的运输。铁主要来源于肝、蛋黄、血、豆类、肉类、绿色蔬菜等。幼儿饮食长期缺铁会导致贫血,影响体格和智力的发育。

7. 锌

锌元素为多种酶的组成成分,具有免疫调节作用。锌主要来源于鱼、蛋类、肉类、麦胚、全谷。锌缺乏会导致味觉下降、厌食、口腔溃疡等,严重者会产生异食癖。另外,幼儿缺锌导致免疫功能低下,容易患感染性疾病。

8. 碘

碘是制造甲状腺激素必不可少的原料之一,碘元素被人体吸收后主要用于合成甲状腺激素。食物中碘元素主要来源于海带、紫菜、海鱼等海产品。饮食中长期缺碘会引起甲状腺肿大,但机体过量摄入碘也会产生不良影响。

六、膳食纤维

膳食纤维主要来自植物的细胞壁,属于不易被消化的食物营养素,包括纤维素、半纤维素、果胶、树脂等。膳食纤维的功能是吸收水分、增加大便体积、软化大便以及促进肠蠕动等。

七、水

水是体液的重要组成部分。小儿新陈代谢旺盛,需水量相对较多。年龄越小,需水量越多。1 岁以内婴儿每日需水量为 150 ml/kg,以后每增加 3 岁递减 25 ml/kg。例如,11 月龄的小儿 10 kg,则每日需水量约为 1 500 ml。

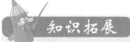
知识拓展

维生素 D 中毒

脂溶性维生素包括维生素 A、维生素 D、维生素 E 和维生素 K,在体内主要贮存于肝脏和组织中,由于排泄缓慢,缺乏时出现症状较晚。过量摄入脂溶性容易中毒,多见于维生素 A 和维生素 D 中毒。幼儿发生维生素 D 中毒多由于过量误服所致,中毒症状包括厌食、恶心、发热、疲倦、烦躁不安、便秘等。重者出现抽搐、心律失常、血压升高、烦渴,甚至脱水、酸中毒,尿液异常,继而出现肾功能衰竭。幼儿发生维生素 D 中毒的紧急处理包括立即停服维生素 D,口服氢氧化铝、强的松降低肠道钙的吸收,维持体液、电解质的平衡。

项目二

幼儿常见营养问题及合理膳食

任务1　幼儿常见营养问题

案例导入

杨杨,3岁,不久前测量体重11.5 kg,身高91 cm。因为他妈妈爱吃零食,所以他也喜欢吃零食。杨杨平时在幼儿园吃早餐、午饭时,都有挑食、偏食的行为,不爱吃肉类食物。

请思考:1. 杨杨存在什么营养问题?

　　　　2. 幼儿营养不良的常见病因有哪些?

任务要求

1. 熟悉蛋白质-能量营养不良和单纯性肥胖症的概念、病因及表现。

2. 了解蛋白质-能量营养不良和单纯性肥胖症的治疗原则。

一、蛋白质-能量营养不良

蛋白质-能量营养不良是由于幼儿缺乏能量和(或)蛋白质所导致的一种营养缺乏性疾病,幼儿可出现体重不增或下降、消瘦或水肿、皮下脂肪减少甚至消瘦,并伴有其他器官的功能下降。重度患者已少见,但轻中度营养不良仍有一定发生率。

1. 病因

幼儿发生蛋白质-能量营养不良的原因包括:营养摄入不足,如幼儿长期不良的饮食习惯,偏食、挑食等;消化吸收不良,如幼儿患消化系统疾病、先天畸形,影响蛋白质等重要营养素的吸收和利用;幼儿需要量增加,如在幼儿生长发育快速阶段,因需要量增多而造成蛋白质-能量营养相对缺乏。此外,疾病影响可使营养素的消耗增多而导致营养不足。

2. 症状表现

幼儿发生蛋白质-能量营养不良时,最先表现为体重不增,继而体重下降,表现为消瘦。此时,可通过皮下脂肪厚度评估营养不良的程度。最先出现皮下脂肪消减的部位是腹部,其次是躯干、臀部、四肢,最后是面部。严重营养不良的幼儿皮下脂肪消失,皮肤干燥、苍白、失去弹性,额部出现皱纹(见表3-2-1)。

表 3-2-1　幼儿不同程度营养不良的表现

临床表现	轻度	中度	重度
腹壁皮褶厚度	0.4～0.8 cm	小于 0.4 cm	消失
体重低于正常均值	15%～25%	25%～40%	大于 40%
消瘦	不明显	明显	皮包骨样
身高(长)	正常	低于正常	明显低于正常
肌张力	正常	明显降低,肌肉松弛	低下,肌肉萎缩
皮肤颜色及弹性	正常或稍苍白	苍白、弹性差	弹性消失
精神状态	正常	烦躁不安	萎靡、烦躁与抑制交替

长期营养不良的幼儿可出现一系列并发症,包括缺铁性贫血、维生素及微量元素缺乏、上呼吸道感染、低血糖等。

3. 治疗

蛋白质-能量营养不良的治疗原则是去除病因、调整饮食结构、促进消化功能等,严重营养不良者应积极处理各种并发症。

(1) 调整饮食,增加营养

① 能量的供给。轻度患儿每日能量供给从 60～80 kcal/kg 开始,逐渐递增,供给量达到 140 kcal/kg 时,体重可获得增长;中重度患儿每日能量供给从 45～55 kcal/kg 开始,根据消化吸收能力逐渐递增,待体重恢复,供给正常需要量。

② 蛋白质的供给。蛋白质摄入量从每日 1.5～2.0 g/kg 开始,根据幼儿的消化能力逐渐增加至 3.0～4.5 g/kg。应提供优质蛋白质,如乳制品、蛋类、肉末、肝泥等。

③ 补充维生素及微量元素,每日供给新鲜蔬菜和水果,从少量逐渐增多。

④ 建立良好的饮食习惯,纠正偏食、挑食、吃零食的不良习惯,规律进餐。

(2) 预防感染

营养不良幼儿免疫功能低下,容易得各种感染疾病,要保持幼儿皮肤、口腔清洁,保持生活环境舒适和卫生。如果幼儿患感染性疾病,比如秋季腹泻,应做好保护性隔离,避免交叉感染。

(3) 促进消化、改善食欲

在调整食谱、改善饮食结构的基础上,可适当补充 B 族维生素和各种消化酶,以增进食欲。食欲严重低下的幼儿,必要时可在医生指导下使用苯丙酸诺龙、胰岛素等药物,以提高食欲。

二、单纯性肥胖

单纯性肥胖是由于长期能量摄入超过机体的消耗,导致体内脂肪组织过度积聚、体重超过参考范围的一种营养障碍性疾病。小儿体重超过同性别、同身高儿童正常标准的 10%～19% 为超重,超过 20% 者即为肥胖。超 20%～29% 为轻度肥胖,30%～49% 为中度肥胖,超过 50% 及以上者为重度肥胖。目前,超重和肥胖发病率持续上升,部分城市学龄期儿童超重和肥胖发生率高达 10% 以上。肥胖不仅影响幼儿的健康,而且与成人代谢综合征的发生密切相关,肥胖症的防治已日益引起家庭、社会的重视。

1. 病因

(1) 能量摄入过多

脂肪进入血液后,部分通过氧化反应产热供能,部分作为细胞的组成部分或转化为其他物质,多余的在机体储存起来。当幼儿摄入的营养超过机体的消耗时,过剩的能量转化为脂肪贮存在体内,从而导致肥胖。

（2）活动量过少

有研究指出，散步每分钟消耗 2.9 kcal 能量，跑步每分钟消耗 9 kcal 能量，而坐时每分钟仅消耗 1.9 kcal 能量。幼儿懒动、缺乏适当活动能量消耗，是发生肥胖的重要原因。

（3）遗传因素

有研究表明，肥胖有显著遗传倾向，双亲肥胖，子代肥胖患病率高达 70％～80％；双亲之一肥胖，其后代发生肥胖概率为 40％～50％；而正常双亲的后代，发生肥胖者仅为 10％～14％。

2. 症状表现

肥胖的幼儿嗜好甜食、高脂肪食物，容易出现疲劳感。脂肪过度堆积会限制胸廓、膈肌运动，使肺通气不足，出现气急、发绀。皮下脂肪丰满，腹部会膨隆下垂。严重肥胖者因走路时双下肢负荷过度会出现扁平足以及膝外翻，并且性发育常较早，最终身高常略低于正常幼儿。

3. 治疗

对于单纯性肥胖的治疗，主要是饮食疗法和运动疗法，不宜采用药物治疗和手术治疗。饮食方面，强调适当减低膳食热量。在减少糖多、油大、热量高的食品的同时，增加蔬菜、豆类、豆制品等；逐步减少糖多、油大、营养价值不高的食品；帮助肥胖幼儿建立健康的生活方式，积极锻炼，提倡有氧锻炼，如步行、慢跑、有氧操、舞蹈、骑自行车、游泳等。

任务 2　幼儿的合理膳食

任务要求

1. 熟悉合理营养、平衡膳食的概念以及幼儿进食特点、膳食配制的原则。
2. 了解幼儿园烹调卫生的要求以及预防食物中毒的措施。

一、幼儿合理营养和平衡膳食

合理营养是幼儿生长发育、物质能量新陈代谢的必要条件，对幼儿的智能、体格、心理和行为等起到促进作用。幼儿合理营养包含以下内容：含有身体所需的一切营养素、热量；食物易消化、吸收，且促进食欲；不含对身体有害的成分；按时、有规律地摄入食物。

平衡膳食是将各种营养特点不同的食物按照适当的比例，组成符合机体需要的膳食方式，保证了机体的营养需要和膳食供给之间达到平衡。平衡膳食是合理营养在膳食方面的具体体现，包括了营养素、热量、各种氨基酸、各类食物等的平衡。幼儿的平衡膳食包括谷类、动物性食品、豆类及其制品、蔬菜、水果、烹调油类、调味品等，上述食品必需品质优良、数量充足、调配得当、容易消化、各种营养素搭配合理。

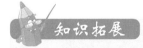 **知识拓展**

营养金字塔

为指导人们合理营养，中国营养学会提出了具体的食物指南，并形象地称为"4＋1营养金字塔"（即"营养金字塔"，见图 3-2-1）。"4＋1"指每日膳食中应当包括"粮、豆类""蔬菜、水果"

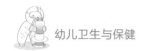

"奶及奶制品""禽、肉、鱼、蛋"四大类食物作为基础,适当增加"盐、油、糖"。"金字塔"的第一层是最重要的粮谷类食物,构成塔基,在每日膳食中所占比例最大。推荐每日粮豆类食物摄取量为 250～400 g,粮食与豆类之比为 10:1。第二层是蔬菜、水果,推荐每日蔬菜和水果摄入量250～450 g,蔬菜与水果之比为 8:1。第三层是奶及奶制品,以补充优质蛋白和钙元素。每日摄取量为 300 g。第四层为动物性食品,主要提供优质蛋白质、脂肪、B 族维生素和无机盐。禽、肉、鱼、蛋等动物性食品每日摄入量为 100～200 g。"金字塔"塔尖为适量的油、盐、糖。以上四种基本成分加上塔尖叠合在一起恰似"金字塔"。

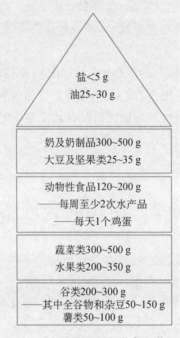

图 3-2-1　中国居民平衡膳食宝塔(2022)

二、幼儿进食特点和健康膳食环境

1. 幼儿进食特点

幼儿性格活泼、好奇心强、喜欢模拟,在膳食行为方面容易受到家长和老师对食物态度的影响。家长进食的行为和对食物的反应可作为儿童的榜样,家长应当注意不偏食、不挑食、不暴饮暴食,能培养幼儿良好的进食习惯。另外,幼儿进食也容易受到食物本身的色泽、气味、味道、性状及个人心理状态的影响。所以,合理营养要符合该年龄段小儿的心理行为特点。

(1)地域、环境差异对幼儿膳食喜好的影响

不同地域的饮食习惯不一样,幼儿对膳食的喜好也不同。在我国,北方幼儿喜欢吃面食,南方的更喜欢粥或米饭,而中部地区的则更喜欢辣味食物。不同家庭环境的幼儿,膳食特点也有很大的差别。有些家庭喜欢动物性食物,此家庭环境成长的幼儿也多数表现出偏食动物性食物;有些家庭喜欢五谷杂粮,幼儿也多半偏爱五谷杂粮。因此,为幼儿提供平衡膳食时需要考虑地域、环境的因素。

(2)不同年龄阶段幼儿进食心理特点

3 岁幼儿钟爱味道鲜美、色彩鲜艳、形状规则、温和的食物,如肉丸子、饺子、鸡蛋羹、馅饼等。但

是对某些海产品不感兴趣,如海带、紫菜等。当幼儿对某种食物不感兴趣时,家长不能强塞硬喂,否则会加深孩子对该食物的反感,乃至终生厌恶这种食物。4~6岁的幼儿喜欢形式多样、色香味形俱佳的饭菜,能逐渐适应干稀搭配,喜欢花样面点与各种配菜,偶然新添加的食品会提高他们的食欲和兴趣。该阶段的幼儿,关心自己每天的饮食。此时,膳食配制过程中可以将幼儿平时不喜欢但营养价值高的食物搭配进来,从而提高他们的接受程度、增加营养素的摄入。

2. 健康膳食环境

幼儿园应根据幼儿合理营养的需要和膳食的特点为幼儿创设健康的膳食环境,包括室内光线充足、空气流通、温湿度适宜、布局优雅整洁、就餐氛围和谐。在幼儿进食过程中,教师对其进行知识教育、情感交流、进食行为与习惯的训练,促进幼儿食欲,保持幼儿愉快的进食体验。

三、幼儿膳食的配制

1. 配制原则

幼儿在婴儿期体格生长发育迅速,到幼儿期则智能发育明显,必须获得充足的营养才能满足生长发育需要。如果饮食中长期缺乏某种营养素,则出现发育落后,导致营养缺乏性疾病。相反,营养素摄入过量,亦可导致不良影响。因此,幼儿园里合理安排幼儿的一日膳食、配制适合幼儿年龄特点的食谱,是幼儿良好生长发育的重要保证。幼儿膳食的配制原则包括以下三个方面。

(1)食物搭配合理,能满足幼儿的营养需要(见表3-2-2)。

表3-2-2 幼儿一日食物种类及数量

种类	谷类	动物性食物	豆类及其制品	牛奶、豆奶	蔬菜	水果	糖	油	蛋
数量	250~300 g	100~150 g	50~75 g	250 g	200~300 g	50 g	20 g	10 g	1个

① 主食、副食搭配恰当、比例合适、品种多样化,午点丰富,配合三餐配制,宜选择应季蔬菜、水果。

② 每天食物中三大产能营养素"糖类、脂肪、蛋白质"比例合适,分别占总能量的55%~60%、25%~30%和12%~14%。

③ 动物性蛋白质、豆类蛋白质等优质蛋白质应占每日所需蛋白质总量的一半以上。

(2)膳食调配方面讲究色、香、味俱佳,烹饪方法上充分考虑幼儿的消化、吸收能力,增进幼儿的食欲。

(3)考虑当地实际的市场供应状况和伙食经费收支,做到收支平衡。

2. 制作食谱

食谱是根据幼儿营养需要量、每天三餐供能比例、饮食习惯、市场供应情况等,制定出一周内每日三餐和午点用量及菜肴配制计划。食谱包括主食与副食的种类、数量和烹饪方法等(见表3-2-3、表3-2-4)。制作食谱的依据包括以下三条。

① 各种食物合理搭配。食物搭配包括米、面搭配,荤、素搭配,粗粮、细粮搭配,甜、咸搭配,干、稀搭配。主食以米、面为主,粗细搭配,五谷杂粮、米面多样化。

② 保证充足的蔬菜,蔬菜量与粮食的进食量相等,其中要求有色蔬菜应占摄入蔬菜总量的一半以上为宜。

③ 制定食谱应根据季节变化做调整。冬季适当增加脂肪摄入量,以提供充足热量;夏季多选择清凉的食品,以帮助消化、提高食欲。

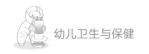

表 3-2-3　夏季一周幼儿食谱举例

餐点	星期一	星期二	星期三	星期四	星期五
早餐	奶油馒头、稀饭、肉末蔬菜	鸡蛋、豆芽炒面条、牛奶	鲜肉小包、八宝粥、水果	葱油花卷、豆浆、卤牛肉	蛋糕、牛奶、卤豆干
午餐	肉末烧豆腐、炒青菜、西红柿蛋汤、白米饭	冬瓜烧排骨、炒茄子、青菜汤、绿豆饭	香菇炒鸡丝、炒西葫芦、紫菜汤、白米饭	什锦鱼丸、炒青菜、西红柿蛋汤、白米饭	蒸肉饼、炒青菜、炒土豆丝、金银米饭
午点	糕点、牛奶	卤豆腐干、银耳汤	小面包、豆浆	水果、绿豆汤	蒸红枣、银耳汤
晚餐	红烧牛肉、炒黄瓜、海带大骨汤、金银米饭	粉蒸肉、炒青菜、紫菜虾米汤、米饭	鱼香肉丝、炒葫子、豆腐、金银米饭	鲜肉水饺、青菜鸡汤	炒米饭、三鲜汤

表 3-2-4　幼儿一日带量食谱举例

餐点	带量食谱/人
早餐	丝瓜 20 g、肉片 8 g、胡萝卜丝 10 g、豆芽 10 g、肉丝 10 g、玉米 40 g、河粉 50 g、油 3 g
午餐	玉米 5 g、米 70 g、香菇 30 g、鸡肉 40 g、青瓜 40 g、肉片 15 g、青菜 100 g、猪骨头 20 g、莲藕 20 g、绿豆 4 g
午点	哈密瓜 100 g
晚餐	肉末炒菜花(瘦肉 15 g、菜花 150 g)、煎饼(面 50 g)、玉米粥(25 g)

3. 食谱检测

食谱质量检测主要通过观察幼儿进食的情况,了解幼儿是否对食谱产生兴趣、对食物的反应,了解食物是否适合幼儿的消化功能。此外,应定期对幼儿园的食谱进行营养计算,包括计算热量、各类营养素的摄入,是否满足幼儿现阶段的生长发育所需,并进一步做出调整计划。

四、注意烹调卫生,预防食物中毒

1. 烹调的卫生要求

(1)避免破坏食物中的营养素

烹调时,应注意避免食物中营养素过多丢失和被破坏。例如,淘米时不要用手搓,淘米次数不要过多,避免丢失维生素 B_1;煮饭中勿丢弃米汤,采用焖饭法;煮水饺和面条的原汤让幼儿食用;制作面食少放或不放碱;蔬菜先洗后切,泡水不宜过长时间,现吃现炒,以免损失过多维生素 C;苹果、番茄、青瓜等蔬菜、水果,皮中含有丰富的维生素和矿物质,若能带皮吃则尽量不去皮;煲猪骨汤时可加适量醋,促进骨中钙质溶解于汤中;油炸食物因营养素破坏过多,热量高且反式脂肪酸较多,不利于健康,应少吃。

(2)重视烹调的方法

幼儿膳食烹调应保持食物的色香味形,适应幼儿的消化能力和进食心理特点。谷类、肉、菜烹调细软,避免油炸、油腻、质硬或刺激性大的食物。烹调方式讲究多样化,避免添加过多刺激性调味品;强调烹调出食品的本色,不宜使用人工色素。加工食材时,讲究刀法,整齐的线条和多变的图案能给幼儿带来新鲜感,提高食欲。

（3）去除不利于健康的因素

去除不利于健康的因素，包括避免食用腌制类食物和去除变质的食物。腌制类食物包括腌肉、腌菜、腌禽蛋等，因含有大量亚硝酸盐，可生成强致癌物亚硝胺，诱发癌变。故幼儿应避免食用腌制品。在霉变的食物中，例如花生、玉米，含有大量致病的真菌黄曲霉，可产生黄曲霉毒素，一般的烹调方式不能将其破坏，当摄入该类食物会导致食品中毒，远期有患癌风险。幼儿园应加强食品卫生管控，杜绝幼儿进食霉变食物。

2. 预防食物中毒

食物中毒是指人体摄入有毒食物而引起一系列急性中毒症状的疾病总称。有毒食物是指含有致病微生物或有毒物质的食物。幼儿处于生长发育阶段，各器官功能尚不成熟，尤其是肝脏解毒能力不强。幼儿一旦误食有毒食物，则病情较成人重，甚至发生死亡。通常可分为三类：感染性食物中毒、有毒动植物食物中毒和化学性食物中毒。

（1）感染性食物中毒

此类食物中毒最多见，夏秋季好发。在我国，细菌性食物中毒发生率约为50％～60％。引起中毒的食物多为动物性食物，如肉类、鱼、禽蛋、牛奶等。引起食物中毒的常见细菌有大肠杆菌、葡萄球菌、变形杆菌、沙门菌、痢疾杆菌、副溶血性弧菌等。常见的原因包括食物被致病菌污染及产生大量毒素，食物未经高温加热或加热不彻底，人在进食后便发生中毒。在幼儿园发生食物中毒，常表现为集体食物中毒形式。发生食物中毒的症状一般很容易识别：急性发病、有明显的消化道症状，腹痛、恶心、呕吐、腹泻最常见，严重的可出现血便、休克。

（2）有毒动植物食物中毒

① 植物性食物中毒。常见的植物性食物中毒包括马铃薯、木薯、有毒蘑菇、四季豆、豆浆等。发芽的马铃薯可产生大量有害的马铃薯毒素，食用后可导致中毒。中毒症状包括腹痛、腹泻、恶心、呕吐，重者可致昏迷。因此，幼儿园里不食用生芽或肉质变色的马铃薯；加工马铃薯时，将削好的马铃薯放入水中浸泡半小时，并充分煮熟煮透再食用。四季豆中毒常是由于进食未煮熟、煮透的四季豆而发生中毒。

② 动物性食物中毒。动物性食物中毒是指将天然含有毒成分的动物或动物的某一部分当作食品，误食而引发的中毒反应，比如河豚、鱼胆、鲐鱼中毒。

（3）化学性食物中毒

化学性食物中毒是指机体进食含有毒化学物质的食品而发生中毒。例如，因食物中含有残留的农药成分而中毒。大多数患者发病急，症状较重，可发生多器官功能损伤。

幼儿园应特别注意饮食卫生，严格执行各项管理制度、食物采购制度、消毒制度、烹调规范等，发生可疑食物中毒者，应立即送医院就诊，并及时上报有关部门，保留好可疑中毒食物，以便进一步检测。

五、培养幼儿良好的饮食习惯

幼儿不良的饮食行为多种多样，包括偏食、挑食、贪食、好食零食、饭前便后不洗手以及不洁饮食等。原因或受成人的影响，或缺乏良好训练，或成人的娇惯放纵。因此，在幼儿园培养良好的饮食习惯非常重要。良好的饮食习惯有助于幼儿保持膳食平衡，维持良好的消化、吸收功能，同时也有助于培养良好的道德品质及文明行为养成。家长和教师可以这样培养幼儿良好的饮食卫生习惯：做好榜

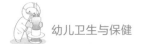

样示范作用；要求幼儿规律进食，定时、定量、定点进食，细嚼慢咽；做到不偏食、不挑食、不撒饭、不剩饭；每次进食时间不超过 30 分钟。

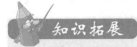

沙门菌食物中毒

沙门菌食物中毒是一种常见的细菌性食物中毒，其发病率高，在食物中毒各类原因中居首位。中毒发生的原因主要是食品被沙门菌污染、繁殖，再加上处理不当，未能杀死沙门菌。生、熟肉食在加工及储存过程中，使得刀具、菜板、储存容器再次被感染，同样会导致中毒。沙门菌食物中毒全年均可发生，大多数发生在 5～10 月间，其中 7～8 月份最多。

沙门菌食物中毒的潜伏期最短 2 小时，长者可达 72 小时，平均为 12～24 小时。主要有三种表现类型：胃肠型、伤寒型、败血症型，以胃肠型最为常见。前驱症状有寒战、头痛、头晕、恶心与痉挛性腹痛，继之出现呕吐、腹泻、全身酸痛或发热。每天腹泻可达 7～8 次，体温在 38～40℃ 之间，病程约 3～5 天，一般 2～3 天腹泻停止，体温恢复正常，一般情况好转。严重者，特别是儿童，常因脱水、酸中毒、心力衰竭等抢救不及时而危及生命。

小 结

营养是幼儿生长发育、机体代谢的物质基础。本模块介绍了蛋白质、脂肪、糖类、维生素、矿物质、膳食纤维和水七大营养素的基础知识，包括生理功能、组成、营养价值、食物来源及幼儿的需要量。蛋白质-能量营养不良和单纯性肥胖症是幼儿最常见的营养性疾病。要求学生掌握蛋白质-能量营养不良、单纯性肥胖症的概念、病因，熟悉其临床表现。为满足幼儿生长发育需求，幼儿园应根据幼儿的进食特点及膳食配制原则，科学合理地制订一日及一周的膳食安排，并注意烹调卫生，预防食物中毒。

思考与练习

一、单项选择题

1. 婴儿为了补充铁剂，最早需要添加的辅助食品是（　　）。

　　A. 新鲜水果　　　　　　　　B. 蔬菜

　　C. 粥　　　　　　　　　　　D. 蛋黄

　　E. 牛奶

2. 婴幼儿出现生理性厌食的年龄是（　　）。

　　A. 8 个月　　　　　　　　　B. 10 个月

　　C. 1 岁　　　　　　　　　　D. 1.5 岁

　　E. 2 岁

3. 食物中,每克蛋白质、糖类、脂肪在体内氧化可分别产生热量(　　)。

  A. 4 kcal、4 kcal、9 kcal   B. 4 kcal、9 kcal、9 kcal

  C. 4 kcal、9 kcal、4 kcal   D. 9 kcal、4 kcal、9 kcal

  E. 4 kcal、4 kcal、4 kcal

4. 哪种营养素严重缺乏时会患坏血病(　　)。

  A. 维生素 A   B. B 族维生素

  C. 维生素 C   D. 维生素 D

  E. 维生素 E

5. 幼儿缺乏哪种维生素,导致低钙血症,从而发生手足搐搦症?(　　)

  A. 维生素 A   B. B 族维生素

  C. 维生素 C   D. 维生素 D

  E. 维生素 E

6. 幼儿发生蛋白质-能量营养不良时,最早出现的表现是(　　)。

  A. 消失   B. 水肿

  C. 食欲下降   D. 体重不增

  E. 体重下降

7. 幼儿园给小儿安排每日膳食,食物中糖类、脂肪、蛋白质应各占总能量(　　)。

  A. 55%～60%、25%～30%、12%～14%

  B. 55%～60%、12%～14%、25%～30%

  C. 12%～14%、25%～30%、55%～60%

  D. 60%～70%、15%～20%、12%～14%

  E. 60%～70%、12%～14%、15%～20%

8. 下列哪种物质有助于促进婴儿大脑和视网膜发育(　　)。

  A. 亚油酸和亚麻酸   B. 蛋白质

  C. 饱和脂肪酸   D. 氨基酸

  E. 葡萄糖

9. 饮食中长期缺乏哪种矿物质会引起甲状腺肿大(　　)。

  A. 铁   B. 钙

  C. 锌   D. 碘

  E. 锰

10. 以下能量消耗,哪一项是幼儿所特有的?(　　)

  A. 基础代谢   B. 食物的特殊动力作用

  C. 活动所需   D. 生长发育所需

  E. 排泄的消耗

11. 辅食添加的原则是(　　)。

  A. 一种多量添加   B. 多种多量添加

  C. 多种少量添加   D. 一种少量逐渐添加

  E. 任意

12. 肥胖症容易使婴儿(　　)。

  A. 孤独   B. 合群

  C. 被接纳   D. 愉快

  E. 兴奋

13. 体重超过同年龄、同身高标准体重的(　　)为中度肥胖。
    A. 20%～30%　　　　　　　　B. 30%～39%
    C. 10%～39%　　　　　　　　D. 15%～39%
    E. 50%以上

14. (　　)中含有丰富的胡萝卜素。
    A. 柿子　　　　　　　　　　B. 白面
    C. 香蕉　　　　　　　　　　D. 土豆
    E. 番薯

15. (　　)可以提高婴儿的进餐兴趣。
    A. 自己动手吃饭　　　　　　B. 让成人喂饭
    C. 边玩边喂饭　　　　　　　D. 边看电视边喂饭
    E. 以上都是

16. (　　)和磷是组成骨骼的主要成分,在乳制品、蛋黄和海产品中含量较丰富。
    A. 钠　　　　　　　　　　　B. 铁
    C. 锌　　　　　　　　　　　D. 钙
    E. 硒

17. (　　)最适合补钙。
    A. 油炸小鱼　　　　　　　　B. 菠菜豆腐
    C. 焖酥鱼　　　　　　　　　D. 鸡汤
    E. 猪骨汤

18. (　　)适宜3岁幼儿食用。
    A. 杏仁、花生　　　　　　　B. 汤团、果冻
    C. 薯片、瓜子　　　　　　　D. 牛奶、水果
    E. 可乐、饼干

19. 幼儿的年龄越小,生长越迅速,所需热能越多,所以在几项所需热能中,幼儿特有的需要
    是(　　)。
    A. 基础代谢　　　　　　　　B. 生长发育
    C. 运动　　　　　　　　　　D. 排泄消耗
    E. 食物热动力作用

20. 钙缺乏可能会引起(　　)。
    A. 佝偻病和手足抽搐　　　　B. 血红细胞减少,产生贫血
    C. 矮小症、异食癖等　　　　D. 白血病、智力低下
    E. 面色苍白

二、判断题

1. 提供幼儿能量最多的营养素是蛋白质。　　　　　　　　　　　　　　　　(　　)

2. 幼儿生长发育能量需要,最多的是活动消耗。　　　　　　　　　　　　　(　　)

3. 幼儿缺乏维生素A会导致佝偻病。　　　　　　　　　　　　　　　　　　(　　)

4. 长期缺乏维生素B₂,易患脚气病。　　　　　　　　　　　　　　　　　(　　)

5. 饮食长期缺碘,会出现脖子甲状腺肿大。　　　　　　　　　　　　　　　(　　)

6. 进食发芽的马铃薯,对身体健康没有影响。　　　　　　　　　　　　　　(　　)

7. 给幼儿制作食谱时，有色蔬菜应占摄入蔬菜总量的一半以上为宜。　　　　（　　）

8. 培养幼儿良好饮食习惯，应定时、定量、定点进食，每次进食时间不超过30分钟。　（　　）

9. 婴幼儿应以粗粮为主。　　　　　　　　　　　　　　　　　　　　　　（　　）

10. 绿叶蔬菜含有丰富的叶酸。　　　　　　　　　　　　　　　　　　　　（　　）

三、简答题

1. 促进幼儿生长发育的营养素有哪些？其生理作用是什么？

2. 营养不良、营养过剩对幼儿生长发育有哪些影响？

3. 幼儿的合理营养包括哪些内容？

4. 简述在给幼儿配制膳食时如何避免食物中毒？

四、实训任务

1. 尝试为幼儿园中班小朋友们制订冬季一周幼儿食谱安排。

2. 作为保教人员，为幼儿制作一日食谱应遵循哪些原则？

模块 四

教学课件

幼儿常见疾病的识别及防治基础知识

模块导读

　　本模块以幼儿常见疾病的识别及防治基础知识为主要内容,梳理了佝偻病、幼儿单纯性肥胖症、缺铁性贫血、斜视、弱视、中耳炎、急性上呼吸道感染、支气管肺炎、扁桃体炎、龋齿和痱子的识别及基本应对方法。同时,梳理了幼儿常见病的一般检查及宣传预防知识。在学习过程中,要灵活运用案例导入做到理论联系实际,并要按时完成课后练习题,做到温故而知新!

学习目标

1. 掌握幼儿常见疾病的应对方法及预防知识。
2. 熟悉幼儿常见疾病的病因及临床表现。
3. 学会幼儿常见病的一般检查方法。
4. 培养学生有爱心、责任心和细心的工作精神。

内容结构

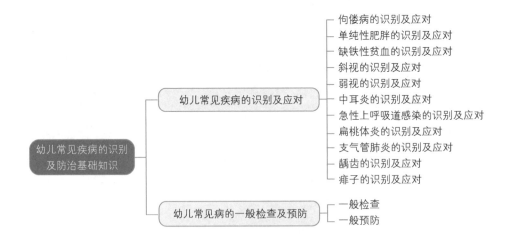

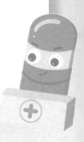

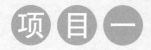

幼儿常见疾病的识别及应对

任务 1　佝偻病的识别及应对

案例导入

彬彬,三岁半,小班小朋友,入园体检时发现前胸稍微向前突起。询问其妈妈得知幼儿一岁以来晚上睡觉经常哭闹,出汗多。平时户外活动也比较少。

请思考:1. 这可能是什么疾病?

2. 幼儿应如何预防该病?

任务要求

1. 掌握佝偻病的主要特点。
2. 掌握佝偻病的正确应对方法。
3. 熟悉引起佝偻病的常见原因。
4. 树立关爱幼儿、保护幼儿的职业素质。

维生素 D 缺乏性佝偻病,简称佝偻病,是由于幼儿体内维生素 D 不足导致钙、磷代谢失常,引起以骨骼改变为特征的一种全身慢性营养性疾病。

一、佝偻病的病因

1. 日光照射不足

日光照射不足是主要发病因素,皮肤经紫外线照射后,可使维生素 D 前体转变为有效的维生素 D。很多原因(如缺乏户外活动,长期居住在日照时间短、紫外线弱的地方等)均可影响内源性维生素 D 的生成。

2. 维生素 D 摄入不足

因天然食物中含维生素 D 少,不能满足幼儿的需要量。

3. 体内维生素 D 贮存不足

母亲妊娠期出现严重营养不良、有肝肾疾病、慢性腹泻等,以及早产儿、双胎或多胎儿均可使体内维生素 D 贮存不足。

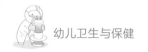

4. 维生素 D 需要量增加

幼儿生长速度较快,维生素 D 需要量增加,若未及时补充易发生佝偻病。

5. 疾病和药物的影响

幼儿有肝、胆及胃肠疾病或者长期服用抗惊厥药、糖皮质激素等,均可影响维生素 D 的吸收、分解及转运等。

 知识拓展

　　维生素 D 的功能:①促进肠道钙、磷的吸收;②促进肾小管对钙、磷的重吸收;③促进成骨细胞增殖功能,使钙盐沉积在骨质生长部位,形成新骨。

二、佝偻病的识别

佝偻病常发生于婴幼儿及儿童时期。

1. 症状

佝偻病主要表现为精神、神经症状,见于佝偻病的活动初期。幼儿易激惹、烦躁、睡眠不安、夜惊、夜哭、多汗,因汗水刺激,睡觉时经常摇头擦枕,以致枕后脱发(枕秃)。随着病情进展,出现肌张力低下,关节韧带松懈,腹部膨大如蛙腹。患儿动作发育迟缓,独立行走较晚,重症佝偻病常伴贫血、肝脾肿大、营养不良、全身免疫力减弱,易患腹泻、肺炎等。

2. 体征

佝偻病的体征以骨骼改变为主,多见于佝偻病活动激期。骨骼的改变与年龄、生长速度、维生素 D 缺乏程度等因素有关。

(1)头部

① 颅骨软化:多见于 3~6 个月的婴儿,枕骨或顶骨处较为明显,手指压迫时颅骨凹陷,去掉压力即恢复原状(如压乒乓球感觉);

② 方颅:7~8 个月的婴儿颅骨增长速度减慢,表现为骨膜下骨样组织增生,额骨、顶骨隆起成方颅。

(2)胸部

① 肋骨串珠:胸部两侧肋骨与肋软骨交界处骨样组织增生呈钝圆形隆起称"肋骨串珠",第 7 至第 10 肋较为显著;

② 赫氏沟或肋膈沟:肋骨软化,受膈肌牵拉,其附着处的肋骨内陷形成横沟;

③ 鸡胸或漏斗胸:胸骨和邻近的软骨向前突起形成"鸡胸",如胸骨剑突部内陷则形成"漏斗胸"。

(3)四肢

① "手镯"或"足镯"征:见于 6 个月以上,手腕或足踝部因骨样组织堆积形成的钝圆形环状隆起;

② O 型或 X 型腿:1 岁后幼儿开始行走,由于骨质软化和肌肉关节松弛,下肢长骨因负重弯曲呈 O 型或 X 型腿。

(4)其他

脊柱可出现后凸或侧凸畸形,重症患儿可出现扁平骨盆。

三、佝偻病的应对及预防

1. 补充维生素 D

（1）口服法

活动早期，每天给婴幼儿维生素 D 62.5～125 µg（0.25 万～0.5 万 U）；活动激期，每天给婴幼儿维生素 D 125～250 µg（0.5 万～1 万 U），治疗量持续用 1 个月后改为预防量；恢复期可用预防量维持，婴幼儿每天 10～20 µg（400～800 U），为防止同时摄入大量维生素 A，宜用单纯维生素 D 制剂（维生素 D_2 片或胆维丁乳剂）。

（2）肌内注射

凡有吸收不良、婴幼儿不能坚持口服者可考虑采用肌内注射维生素 D_3 7 500 µg（30 万 U/支）作为突击疗法。根据病情用 1～2 次，每次间隔 1 个月，以后改用预防量。治疗 3 个月后疗效不显著，应进一步查明原因。

2. 补充钙剂

在补充维生素 D 时应适量给予钙剂。奶制品是钙的最好来源，在膳食中注意补充小鱼、小虾、豆制品、海藻和绿叶蔬菜。

3. 增加户外活动，多晒太阳

根据不同年龄和不同季节，指导家长带患儿进行户外活动或游戏。冬季室内活动要开窗，保证每日 1～2 小时户外活动，在不影响保暖的情况下尽量多暴露皮肤接受日光照射；夏季可在树荫处活动，避免阳光直射。

任务 2　单纯性肥胖的识别及应对

案例导入

东东，5 岁，大班小朋友，本学期例行体检发现其体重猛增，体重为 45 kg，身高为 108 cm。根据其家长口述，东东近一年来活动明显减少，饮食不规则，喜欢吃肉，外出就餐次数增多。

请思考：1. 为什么该幼儿体重突然猛增？

2. 应如何对该幼儿进行饮食指导？

任务要求

1. 熟悉幼儿的饮食习惯，科学合理安排一日三餐，维持营养平衡。

2. 了解幼儿单纯性肥胖的主要原因。

3. 培养注重保护幼儿隐私、体贴关爱幼儿的职业道德。

单纯性肥胖是由于长期能量摄入超过人体的消耗，导致皮下脂肪积聚过多，体重超过一定范围的一种营养障碍性疾病。一般认为，体重超过按身长计算的平均标准体重 20%，或者超过按年龄计

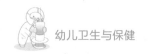

算的平均体重加上两个标准差(sd)以上即为肥胖。我国小儿肥胖症呈逐步增高趋势,目前发病率为5％～8％,部分城市发病率达10％以上。

一、单纯性肥胖的病因

1. 饮食因素

膳食模式与超重肥胖的发生存在一定关联,膳食模式的选择受地域、父母健康知识水平、家庭收入、是否挑食、外出就餐次数、体力活动等因素的影响。

2. 活动过少

幼儿身体活动少,易引发超重和肥胖。超重、肥胖儿在家活动较少,看电视、看书等偏静态时间较长。看电视可能是幼儿肥胖的危险因素之一,肥胖率随每日看电视的平均时间增加而增加。

3. 遗传因素

遗传因素在决定幼儿肥胖性及其发生发展上起着极为重要的作用,已证实肥胖的患病存在显著的基因基础,而且是多个基因共同作用的结果,且有主基因。多基因共同作用并与环境相互作用,是大多数肥胖患者的病因所在。

二、单纯性肥胖的识别

一般症状为暴饮暴食、缺乏运动、体重基数大、喜吃甜食,体重严重超标的幼儿还会出现低氧血症、发绀、心力衰竭等,本病治疗不及时还有可能引发心理问题、高脂血症、脂肪肝、呼吸道疾病等并发症。体格检查可见患儿皮下脂肪丰满,但分布均匀,腹部膨隆下垂,严重肥胖者可因皮下脂肪过多,使胸腹、臀部及大腿皮肤出现皮纹;还可能会出现足外翻、扁平足、下肢静脉曲张等情况。

三、单纯性肥胖的应对

1. 维持营养平衡

(1)减少热能性食物的摄入

在满足幼儿基本营养及生长发育需要的前提下,限制每日摄入的能量,使其低于机体消耗的总能量。多选择高蛋白、低脂肪、低糖类的食物,鼓励患儿多吃体积大、饱腹感明显而能量低的蔬菜类食物,如萝卜、青菜、黄瓜、莴苣、番茄、竹笋等。良好的饮食习惯对减肥具有重要作用,故应少吃多餐、细嚼慢咽,不吃夜宵和零食。

(2)增加机体对热能的消耗

鼓励患儿选择喜欢、有效且易于坚持的运动项目,如晨间跑步、游泳、散步、踢球等。每日坚持运动至少30分钟,以运动后轻松愉快、不感到疲劳为宜,如运动后疲惫不堪、心慌、气促和食欲大增,则提示运动过量。

2. 缓解心理压力

引导患儿正确认识身体形态的改变,树立患儿及家长的信心,恢复患儿对控制体重的毅力。

任务3　缺铁性贫血的识别及应对

案例导入

　　倩倩,女孩,4岁,中班小朋友,食欲不振、面色渐苍白1个月。今天晨检发现倩倩不吃早餐,出冷汗,面色苍白。

　　请思考:1. 这可能是什么疾病?

　　　　　　　2. 幼儿应如何预防该病?

任务要求

　　1. 熟悉缺铁性贫血的临床表现,能够及时识别。

　　2. 能够指导幼儿家长正确补充铁剂。

　　3. 树立关爱幼儿、保护幼儿的职业素质。

　　缺铁性贫血是一种营养性疾病,主要是由于铁缺乏造成血红蛋白减少而引起的一种贫血。

一、缺铁性贫血的病因

1. 铁摄入不足

　　铁的摄入不足是缺铁性贫血的最主要原因。幼儿偏食、挑食或摄入动物性食品过少等可导致铁摄入不足。

2. 铁吸收、利用障碍

　　食物搭配不合理可使铁吸收减少,如维生素C、果糖、氨基酸等还原物质可促进铁的吸收,植物纤维、茶、牛乳、钙剂等可妨碍铁的吸收;某些疾病如消化道畸形、慢性腹泻等可致铁吸收障碍。

3. 铁丢失过多

　　幼儿患钩虫病、肠息肉等可导致铁丢失过多。

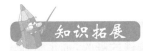

铁的来源与吸收

　　铁的正常来源为食物摄入,黑色食物含铁丰富,如黑豆、海带、动物肝、肾类、动物血、黑芝麻、菠菜等,另外也有衰老的红细胞中血红蛋白释放的铁;铁的吸收部位在十二指肠及空肠上段。

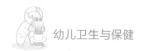

二、缺铁性贫血的识别

1. 外貌

皮肤黏膜苍白,以口唇、口腔黏膜及甲床最为明显;年长儿可诉头晕、眼前发黑、耳鸣等;易乏力、不爱活动、表情淡漠。

2. 消化系统的表现

食欲下降,少数有异食癖,如喜食泥土、墙皮、煤渣等;可有呕吐、腹泻;可出现口腔炎、舌炎或舌乳头萎缩等。

3. 神经系统的表现

记忆力下降,对周围环境不感兴趣,注意力不集中,理解能力降低。

4. 心血管系统的表现

明显贫血时心率增快、心脏扩大和有杂音,严重者可发生心力衰竭。

5. 其他

因细胞免疫功能低下,常合并感染;可因上皮组织异常而出现指甲薄脆、不光滑,甚至反甲。

三、缺铁性贫血的应对

1. 补充铁剂

(1)口服铁剂

常用硫酸亚铁、富马酸亚铁、葡萄糖酸亚铁,但铁剂对胃肠道有刺激,可致恶心、呕吐、腹泻或便秘、厌食、胃部不适及疼痛等,且铁剂吸收易受多种因素影响。故服用铁剂应注意:①宜从小剂量开始,1~2日内加至足量,并在两餐间服用,以减少对胃肠道的刺激;②铁剂可与维生素C、果汁、稀盐酸等同服,以利吸收;③忌与妨碍铁吸收的食物如牛奶、茶、咖啡、钙片等同服;④液体铁剂可使牙齿染黑,应用吸管或滴管服用,直接将药液送到舌部;⑤服用铁剂后大便可变黑或呈柏油样,停药后恢复,应向家长说明原因,消除紧张心理。

(2)注射铁剂

注射铁剂仅在不能口服铁剂的情况下使用,可用右旋糖酐铁、山梨醇枸橼酸铁复合物等。用药时应注意:①须深部肌内注射,最好分层注药,以利吸收、减轻疼痛、避免硬结形成;②注射前更换新针头(即抽药与注药不用同一针头)或注射器内留微量(约0.1 ml)气体,以防药液漏入皮下组织局部坏死;③每次注射须更换部位;④首次注射应严密观察1小时,警惕过敏现象的发生。

(3)补充含铁丰富的食物

含铁丰富的食物包括动物肝、动物血、瘦肉、豆类、紫菜、海带、黑木耳等,注意食物搭配。

2. 预防感染

缺铁会造成细胞免疫功能缺陷,增加对感染的易感性,同时感染也可影响铁的吸收,加重贫血。应注意:

① 施行保护性隔离:与感染患儿分室居住,以免交叉感染,避免到人群集中的公共场所。

② 做好口腔护理:一般每日2次,鼓励患儿多喝水,可起到清洁口腔的作用。因贫血患儿口腔黏膜屏障功能下降,容易发生口腔感染。

③ 保持皮肤清洁:应勤洗澡、勤换内衣。

任务 4 斜视的识别及应对

案例导入

昊昊,男孩,5岁,大班小朋友,近段时间看东西时老是喜欢歪着头,有时看电视又会诉说出现了重影。检查昊昊双眼视力:右眼0.3,左眼0.5。

请思考: 1. 昊昊发生了什么情况?

2. 发现幼儿斜视应如何应对?

任务要求

1. 了解斜视的定义及分类。

2. 学会定期检查幼儿的视力,并能及时汇报。

3. 培养细心和耐心的工作态度。

斜视是一眼注视某一目标时,另一眼的视线偏离该目标。小儿斜视首先影响外观,同时也会影响双眼视觉功能,严重者影响患儿的立体视力。斜视属于眼科常见的疾病,发生率约为3%,可分为共同性斜视和麻痹性斜视。

一、斜视的病因

斜视可以发生在任何年龄阶段,在儿童和青少年阶段发生的斜视多由于遗传、眼球运动发育异常、双眼视功能异常及视觉功能异常所致。

二、斜视的识别

1. 内斜视

内斜视俗称"斗鸡眼",眼位向内偏斜。内斜视分为先天性内斜视和后天性内斜视,后天性内斜视又有调节性与非调节性之分,调节性内斜视多见于2～3岁幼儿。

2. 外斜视

外斜视俗称"斜白眼",眼位向外偏斜,分为间歇性外斜视与持续性外斜视(见图4-1-1)。

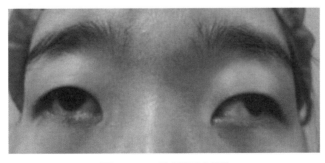

图 4-1-1 外斜视(左眼)

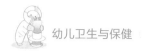

三、斜视的应对

1. 非手术治疗

① 评估是否伴有弱视，特别是婴幼儿患者，对伴有弱视者，优先考虑弱视治疗。

② 评估双眼屈光度，尽量获取睫状肌麻痹时的屈光度，并根据斜视类型选择合适的屈光矫正。

③ 评估患儿双眼视功能，有助于进一步的斜视处理，如部分度数小、双眼视功能好的间歇性外斜视患儿，可以通过双眼视功能训练提高其控制力，改善双眼视功能水平。

2. 手术治疗

针对不同类型的斜视患者，可采取肌肉减弱术、肌肉加强术和及时肌肉移位术。

任务5 弱视的识别及应对

案例导入

明明，男孩，3岁，小班小朋友，入园时体检右眼视力0.7，左眼视力0.3，进一步检查发现其左眼上眼睑下垂，无其他异常。

请思考：1. 明明发生了什么情况？

2. 幼儿应如何预防该病？

任务要求

1. 了解引起弱视的常见原因及弱视的分类。

2. 指导家长加强弱视的视功能训练，促进幼儿视力的恢复。

3. 培养细心和耐心的工作态度。

弱视是指眼睛无器质性病变，但视力通过屈光矫正后矫正视力仍低于相应年龄段儿童的视力标准。3岁以下儿童矫正视力低于0.5，4～5岁低于0.6，6～7岁低于0.7为弱视标准。弱视是一种严重危害儿童视功能的眼病，我国学龄前及学龄期儿童弱视的患病率约为4%。

一、弱视的病因及分类

弱视根据病因不同可分为斜视性弱视、屈光不正性弱视、屈光参差性弱视、形觉剥夺性弱视四种。小儿斜视、高度远视、近视、散光、先天性白内障、重度眼睑下垂等情况都可导致弱视的发生。

二、弱视的识别

弱视的早期识别对幼儿的视力、眼位以及立体视等功能的全面恢复非常重要。若发现幼儿出现看东西的时候很吃力、凑得很近，或者喜欢斜着看东西，喜欢歪着头看书，阅读时出现串行等现象，均需提醒家长尽早带幼儿去眼专科检查视力情况。

近来大部分幼儿园定期给幼儿体检时均会做视力普查,对于早期发现及识别弱视有很大帮助。

三、弱视的应对

目前常采用综合治疗的方式,将屈光矫正、遮盖治疗、弱视训练及药物治疗相结合。首先应根据幼儿散瞳验光结果为其合理配置眼镜,并嘱家长监督幼儿坚持佩戴;然后再根据每个幼儿的情况采取个体化综合训练,目前常用的有同视机、弱视治疗仪(见图 4-1-2)、精细目力训练、遮盖疗法、多频红光闪烁法等训练方法。

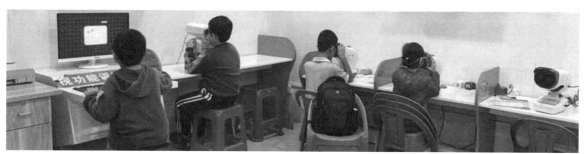

微课

弱视治疗仪

图 4-1-2 弱视治疗仪矫正弱视

任务 6 中耳炎的识别及应对

案例导入

轩轩,男孩,5 岁,大班小朋友,前几天因发热、鼻塞、流涕等出现上呼吸道感染在家里休息,今天上述症状好转后回园,中午睡觉时用力擤鼻后右耳出现疼痛,听力下降,有时可听见"嗡嗡"的声音。检查发现右耳有明显的牵拉痛。

请思考:1. 这可能是什么疾病?

2. 幼儿应如何预防该病?

任务要求

1. 学会识别中耳炎。

2. 学会及时处理中耳炎,减轻幼儿的疼痛。

3. 培养作为保教人员应急处理问题的能力。

中耳炎是累及中耳(包括咽鼓管、鼓室、鼓窦及乳突气房)全部或部分结构的炎性病变,好发于儿童。可分为非化脓性和化脓性两大类,儿童以急性化脓性中耳炎最为常见。

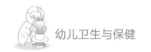

一、中耳炎的病因及感染途径

1. 咽鼓管途径感染

上呼吸道感染后咽部、鼻部的炎症向咽鼓管蔓延,咽鼓管咽口及管腔黏膜出现充血、肿胀,纤毛运动发生障碍,引起中耳炎。常见的致病菌主要是肺炎球菌、流感嗜血杆菌等,常发生于喂奶姿势不正确和擤鼻方法不正确。喂奶姿势不正确:如果婴幼儿仰卧位吃奶,由于幼儿的咽鼓管比较平直且管腔较短,内径较宽,奶汁可经咽鼓管呛入中耳引发中耳炎。擤鼻方法不正确:鼻涕中含有大量的病毒和细菌,如果两侧鼻孔都捏住用力擤,则压力迫使鼻涕向鼻后孔挤出,到达咽鼓管,引发中耳炎。

2. 鼓膜途径感染

由于鼓膜外伤、不遵守无菌操作的鼓膜穿刺等,致病菌可直接由外耳道经穿孔的鼓膜进入中耳。

3. 血行途径感染

常见外耳道疖等化脓性感染可经血循环途径感染,但极少见。

二、中耳炎的识别

1. 症状

鼓膜穿孔前耳痛剧烈,表现为搏动性跳痛或刺痛,可向同侧头部或牙齿放射,穿孔流脓后耳痛减轻;常常伴有明显耳闷、低音调耳鸣和听力减退;鼓膜穿孔初期耳脓为血性,后转为脓性。全身症状轻重不一,可有畏寒、发热、食欲减退、呕吐、腹泻等,鼓膜穿孔后全身症状减轻。

2. 体征

鼓膜早期松弛部充血,锤骨柄及紧部周边可见放射状扩张的血管,进而弥漫性充血、肿胀、向外膨出,一般检查难以辨别;如炎症不及时控制,发展为鼓膜穿孔,乳突部可有轻微压痛。听力检查多为传导性聋,少数患儿可因耳蜗受累出现感音神经性聋或混合性聋。

三、中耳炎的应对

1. 减轻耳痛

(1)全身用药

早期使用足量有效的抗生素,一般可有青霉素类、头孢菌素类,症状特别严重的患儿可酌情加用糖皮质激素。

(2)局部用药

无鼓膜穿孔时,用2‰苯酚甘油滴耳,消炎止痛,1‰地塞米松麻黄碱滴鼻液滴鼻,可改善咽鼓管的引流,减轻中耳炎症;出现鼓膜穿孔后,先用3％过氧化氢彻底清洗并拭净外耳道脓液;局部滴用抗生素滴耳液,如0.3％氧氟沙星滴耳液、利福平滴耳液等,不宜使用2‰酚甘油滴耳。

2. 恢复正常体温

患儿有发热时,多喂水,多休息,给予营养丰富、易消化的食物;高热患儿实施物理降温,体温≥38.5℃服用退热药(见图4-1-3)。

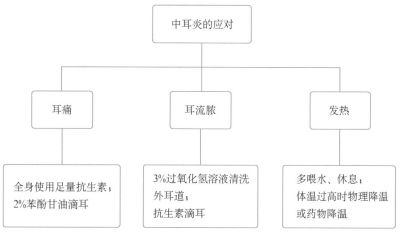

图 4-1-3　中耳炎的应对流程

任务 7　急性上呼吸道感染的识别及应对

案例导入

　　萱萱,3 岁 4 个月,咳嗽、流涕 2 天。患儿 2 天前因受凉后出现流清涕、打喷嚏、咳嗽,无发热,无恶心、呕吐,大便偏硬,小便正常。体检:咽充血明显,咽后壁有白色痰液附着,双侧扁桃体 I 度肿大,双肺呼吸音清,未闻及啰音。

　　请思考:1. 这可能是什么疾病?

　　　　　　2. 幼儿应如何预防该病?

任务要求

　　1. 掌握上呼吸道感染的主要症状及体征。

　　2. 掌握预防上呼吸道感染的方法。

　　3. 树立关爱幼儿、保护幼儿的职业素质。

　　急性上呼吸道感染俗称“急性感冒”,主要系由各种病原体感染鼻腔、咽或喉部引起的急性炎症,简称“上感”。急性上呼吸道感染是幼儿最常见的疾病,发病率高,多可在 10 天左右自愈。本病一年四季均可发生,以冬春季和气候骤变时居多。

一、急性上呼吸道感染的病原体及诱因

1. 病原体

　　急性上呼吸道感染 90％以上病原体为病毒,如呼吸道合胞病毒、鼻病毒、腺病毒等。少数感染者为细菌感染,且病毒感染后继发细菌感染,常见溶血性链球菌,部分为肺炎链球菌等。

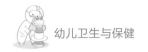

2. 诱因

维生素 D 缺乏性佝偻病、营养不良、先天性心脏病、贫血或气候骤变、环境不良、护理不当等容易诱发本病。

二、急性上呼吸道感染的识别

1. 一般类型

一般类型的上呼吸道感染以鼻咽部黏膜炎症为主要临床表现,包括咳嗽、流涕、打喷嚏、鼻塞等。早期症状主要以鼻部炎症为主,可有打喷嚏、鼻塞、流清水样鼻涕,初期可有咽部不适或咽干,咽痒或灼热感。2～3 天后鼻涕变黏稠,可有咽痛或声嘶,有时由于咽鼓管炎可出现听力减退,也可出现流泪、味觉迟钝、呼吸不畅、咳嗽、咳少量痰等。全身症状可有发热、烦躁不安、头痛、全身不适、乏力等。体检可见咽部充血、扁桃体肿大,有时可见下颌和颈部淋巴结肿大、触痛,肺部听诊正常。

2. 特殊类型

(1) 疱疹性咽峡炎

主要由柯萨奇病毒 A 引起,临床表现为咽痛、发热,检查可见咽部充血,软腭、悬雍垂和扁桃体表面有灰白色疱疹和浅表溃疡,周围有红晕,之后形成疱疹。1～2 日后破溃形成小溃疡,病程 1 周左右。

(2) 咽结合膜热

主要由腺病毒引起,好发于春夏季。临床表现为发热、咽痛、畏光、流泪等,检查可见咽部和眼结膜充血明显,病程 1～2 周。

三、急性上呼吸道感染的应对及预防

1. 一般处理

多休息,保持良好的环境,多饮水,补充维生素 C,给予清淡、富营养、易消化的流质、半流质饮食;出现发热要及时降温,体温超过 38.5℃给予药物降温,常用药物有对乙酰氨基酚、布洛芬等;鼻塞严重时可用 0.5%麻黄碱溶液滴鼻,避免捏着双侧鼻孔用力擤鼻,以防引起鼻窦炎、中耳炎。

2. 抗病毒治疗

无特效抗病毒药,利巴韦林对部分普通感冒的病毒有效。临床上也常用板蓝根冲剂等中成药辅助治疗。

3. 抗生素治疗

继发细菌感染或出现并发症可选用青霉素、头孢菌素等抗生素进行治疗。

4. 预防措施

要保持房间空气新鲜,温度、湿度适宜。在上呼吸道感染的流行季节,增加营养和加强体格锻炼。根据气候变化及时增减衣服避免受凉;对反复发生呼吸道感染的幼儿应该积极治疗原发病,改善机体健康状况。

任务 8　扁桃体炎的识别及应对

案例导入

峰峰,5 岁,大班小朋友,因近几天天气骤变受凉出现发热、咽痛,吞咽时疼痛加重。检查:体温 39.3℃,咽黏膜充血明显,双侧扁桃体Ⅱ度肿大,充血明显,右侧有散在脓点。

请思考:1. 这可能是什么疾病?

　　　　2. 幼儿发生扁桃体炎时如何应对?

任务要求

1. 掌握扁桃体炎急性发作时的正确处理方法。
2. 熟悉扁桃体炎的主要症状和体征。
3. 培养应急处理问题的能力。

扁桃体炎是腭扁桃体的急性非特异性炎症,可由各种致病微生物感染引起,常伴有程度不等的咽部黏膜和淋巴组织的炎症,在春、秋气温变化时容易发病,可通过飞沫或直接接触传播而传染。

一、扁桃体炎的病因

1. 感染因素

最常见为 A 组乙型溶血性链球菌,其次为葡萄球菌、肺炎链球菌等。一些病毒(腺病毒、流感病毒等)、寄生虫也可引起扁桃体炎。

2. 免疫因素

因寒冷、潮湿、过度劳累、体质虚弱、有害气体刺激等导致全身或局部免疫力降低时,病原体侵入体内或原有病原体大量繁殖则可致病。

二、扁桃体炎的识别

1. 症状

幼儿早期出现咽痛、低热等症状,继而加重,出现高热、畏寒、头痛乏力、食欲下降、关节酸痛等全身不适症状,咽痛剧烈,可放射到耳部,伴吞咽困难。幼儿可因高热而引起抽搐、呕吐及昏睡;扁桃体肿大,明显者睡着后可有打鼾现象。

2. 体征

咽部黏膜弥漫性充血,以扁桃体及两腭弓最为严重;扁桃体肿大,化脓性炎症可见扁桃体表面有黄白色脓点,或在隐窝处有黄白色或灰白色点状豆渣样渗出物,或连成容易拭去的假膜;双侧下颌角淋巴结常肿大、压痛。

3. 并发症

局部并发症:如扁桃体周围脓肿、急性中耳炎、急性鼻炎及鼻窦炎、急性喉炎、咽旁脓肿等。

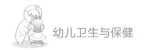

全身并发症:如风湿热、心肌炎及急性肾炎等。

三、扁桃体炎的应对

1. 减轻咽痛

① 合理使用抗生素,首选青霉素或头孢菌素类,症状严重可酌情使用糖皮质激素。

② 加强口腔护理,每日清洁口腔 2 次。

③ 叮嘱患儿少说话,进食温度适宜的软食或流质饮食,多饮水,加强营养,保持大便通畅,可采取冰敷下颌角减轻疼痛。

④ 必要时进行咽部雾化吸入疗法或下颌角封闭治疗。

2. 恢复正常体温

高热患儿可行温水擦浴、30%乙醇等物理降温,必要时使用解热镇痛药。

任务 9 支气管肺炎的识别及应对

案例导入

妮妮,4 岁,中班小朋友,发热、咳喘 7 天,加重 2 天,平时身体状况欠佳。7 天前因"感冒"后出现发热、咳喘症状且反复出现。2 天来病情加重,出现呼吸急促、口唇青紫。

请思考:1. 可能是什么疾病?

2. 应如何指导家长在家护理患儿及预防该病?

任务要求

1. 掌握支气管肺炎患儿的常用护理及预防措施。

2. 熟悉支气管肺炎的症状和体征。

3. 指导家长做好患儿的家庭护理及预防支气管肺炎的保健措施。

4. 培养细心对待幼儿、关爱幼儿的职业素养。

支气管肺炎是指各种不同的病原体感染或其他非感染因素导致的肺部炎症,是幼儿最常见的肺炎类型。支气管肺炎典型的临床表现包括发热、咳嗽、咳痰、气促、呼吸困难以及肺部固定湿啰音等。本病是婴幼儿时期的常见病,一年四季均可发生,尤其是以冬春季节多见。

一、支气管肺炎的病因及诱因

1. 病因

病原体感染是支气管肺炎最主要的病因,以病毒或细菌感染占绝大多数。在发达国家,病原体以病毒为主,包括呼吸道合胞病毒、腺病毒、流感病毒等;在发展中国家,以细菌感染为主,特别是肺炎链球菌。其他病原体还包括支原体、衣原体和真菌等。

2. 诱因

支气管肺炎可由上呼吸道感染或支气管炎向下感染蔓延所致。小儿若患有维生素 D 缺乏性佝偻病、营养不良、贫血、先天性心脏病、免疫功能缺陷等导致机体抵抗力下降的疾病,则易患本病。小儿居住环境不良,如居室通风不良、空气严重污染、被动吸入二手烟、室温调节不当等,则容易诱发本病。

二、支气管肺炎的识别

1. 呼吸道症状

患儿常有咳嗽,初为刺激性干咳,而后有痰;气促,呼吸频率加快,多出现在发热、咳嗽后,晚期可出现三凹征(即胸骨上窝、锁骨上窝和肋间隙凹陷)。

2. 全身症状

全身症状多表现为发热、热型不定,多为不规则热,可有畏寒、全身酸痛、精神萎靡、食欲减退等现象。

3. 重症肺炎

发生重症肺炎时,伴有心率、呼吸加快、肝肿大、四肢发凉等心血管系统症状,烦躁不安、嗜睡等神经系统症状,频繁呕吐、腹胀腹泻等消化系统症状,以及血压下降、皮肤、黏膜及胃肠道出血等症状。

4. 体征

体征可见有鼻翼扇动、唇周发绀、肺部可闻及较固定的细、中湿啰音,以背部两肺底脊柱旁较多,吸气末较为明显。

三、支气管肺炎的应对及预防

1. 支气管肺炎的应对

① 控制感染。病毒感染者可予利巴韦林抗病毒治疗,多为自限性。考虑细菌感染时,可根据不同病原体选用敏感抗生素,使用原则为早期、联合、足量、足疗程,抗生素一般用至体温正常后 5～7 天,临床症状基本消失后 3 天。

② 止咳、平喘,保持呼吸道通畅,必要时给予吸氧。

③ 若出现严重喘憋或呼吸衰竭、全身中毒症状明显、脑水肿、心力衰竭时,须尽早识别重症并送医治疗。

2. 支气管肺炎的家庭护理

① 应注意患儿的保暖,要随气温变化及时给患儿增减衣物。

② 多喂水,可喂糖水或糖盐水、电解质水等补充水分及电解质。

③ 补充营养。幼儿支气管肺炎时营养物质消耗大,需要补充足够的营养。但因病原体毒素影响胃肠功能,幼儿多合并有胃口不好,可给予清淡、营养、易吸收的半流或流质饮食,如粥、鸡蛋羹、果汁等,少食多餐。

④ 若患儿咳痰多,多帮助其拍背及翻身,促进痰液排出。

⑤ 幼儿发热时,应根据体温情况采取物理降温或者是药物降温。注意使用药物降温应遵医嘱。

⑥ 保持家庭良好环境。患儿所处环境要温暖、通风好,保持适宜的温度。

3. 支气管肺炎的预防

① 注意给幼儿合理穿衣,不能太冷,也不宜过暖。若幼儿穿衣太多,热时易出汗,更容易感冒。

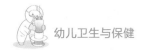

② 注意观察幼儿有无发热、流鼻涕、咳嗽等常见感冒症状,尽早发现异常尽早就医,避免病情加重。

③ 冬、春季节或是感冒高发时节,尽量避免到人多密集场所,预防感染。

任务 10   龋齿的识别及应对

案例导入

乐乐,女孩,5 岁,大班小朋友,平时喜欢吃甜食,晚上睡觉前经常不刷牙。近段时间经常诉说牙齿遇到食物就感觉不舒服,2 天前在吃东西或饮水后牙齿疼痛,尤其右侧下牙明显。

请思考: 1. 这可能是什么疾病?

2. 幼儿应如何预防该病?

任务要求

1. 熟悉导致发生龋齿的常见因素。

2. 指导幼儿家长及幼儿学会预防龋齿的措施。

3. 培养关爱幼儿卫生习惯的职业素养。

龋齿俗称蛀牙,是在以细菌为主的多因素影响下,牙体硬组织发生慢性进行性破坏的一种疾病。如不及时治疗,病变继续发展,形成龋洞,终致牙冠完全破坏消失。其特点是发病率高、分布广,是口腔主要的常见病,也是人类最普遍的疾病之一,世界卫生组织已将其与癌症和心血管疾病并列为人类三大重点防治疾病。

一、龋齿的病因

1. 细菌

致龋的细菌最常见的是变形链球菌,其次为乳酸杆菌和放线菌。这些细菌和食物软垢后在牙齿表面结合形成了一薄层致密、非钙化、胶质样的膜状细菌团,称为菌斑,细菌只有在形成菌斑后才能致龋。

2. 食物

食物中主要的致龋物质是糖类,蔗糖和精密碳水化合物的摄入为细菌的生存提供了必需的营养,增加了龋齿的发病机会。

3. 宿主

主要包括牙齿和唾液。牙齿的形态、结构、成分、排列与龋齿的发生有十分密切的关系,如牙齿排列拥挤及牙齿上窝、沟、点隙过多过深等易发生龋齿。另外,龋齿的发生与宿主唾液分泌的量和流速有关,如唾液分泌量多且流速快则不易发生龋齿,否则易发生龋齿。

4. 时间

龋齿的发生和发展是一个漫长的过程,牙菌斑从形成到具有致龋力需要一定的时间,从很小的龋坏到临床龋洞的形成,更要很长的时间。因此,这对龋齿预防工作具有十分重要的意义。

二、龋齿的识别

临床上可见龋齿有色、形、质的变化,以质变为主,色、形变化是质变的结果,随着病程的发展,病变由釉进入牙本质,组织不断被破坏、崩解而逐渐形成龋洞,临床上常根据龋坏程度分为浅、中、深龋三个阶段。

1. 浅龋

亦称釉质龋,龋坏局限于釉质。初期于平滑面表现为脱矿所致的白垩色斑块,以后因着色而呈黄褐色,窝沟处则呈浸墨状弥散,一般无明显龋洞,仅探诊时有粗糙感,后期可出现局限于釉质的浅洞,无自觉症状,探诊也无反应。

2. 中龋

龋坏已达牙本质浅层,临床检查有明显龋洞,可有探痛,对外界刺激(如冷、热、甜、酸和食物嵌入等)可出现疼痛反应,当刺激源去除后疼痛立即消失,无自发性痛。

3. 深龋

龋坏已达牙本质深层,一般表现为大而深的龋洞,或入口小而深层有较为广泛的破坏,对外界刺激反应较中龋为重,但刺激源去除后,仍可立即止痛,无自发性痛。

三、龋齿的应对及预防

1. 治疗

龋齿治疗的目的在于终止病变过程,阻止其继续发展并恢复牙齿的固有形态和功能。由于牙齿结构特殊,虽有再矿化能力,但对实质性缺损无自身修复能力。除少数情况可用药物外,均需根据牙齿缺损的范围、体积采用充填术、嵌体或人造冠修复治疗,以恢复形态和功能。

2. 预防

① 早晚刷牙、养成饭后漱口的好习惯;

② 少吃酸性刺激食物,临睡前不吃零食,特别是甜食;

③ 少吃含糖分高的食物,如糖、巧克力、饼干等;

④ 不可吃太多过于坚硬的食物,以免牙齿磨损;

⑤ 常参加体育锻炼,定期检查口腔;

⑥ 平时的饮食应多摄入富含钙、无机盐等的营养食物,尽可能食用高纤维的粗糙食物。

任务 11 痱子的识别及应对

案例导入

依依,4 岁,中班小朋友,近几天中午睡觉时老是哭闹不安,保育老师检查发现其额头、背部的皮肤出现散在分布的红色斑丘疹,伴有明显瘙痒。

请思考:1. 依依可能出现了什么情况?

2. 幼儿应如何预防该病?

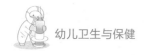

1. 熟悉痱子的常见病因。
2. 指导家长学会正确护理出现痱子的皮肤。

痱子是夏季或炎热环境下常见的表浅性、炎症性皮肤病,学名为汗疹。因在高温闷热环境下,大量的汗液不易蒸发,使角质层浸渍肿胀,汗腺导管变窄或阻塞,导致汗液滞留、汗液外渗周围组织,形成丘疹、水疱或脓疱,好发于皮肤皱襞部位。

一、痱子的病因

1. 发病因素
① 高温闷热的环境是常见的发病原因;
② 经常穿不透气的衣服或长期使用绷带包扎皮肤可导致痱子;
③ 汗管阻塞引起。

2. 诱发因素
① 汗管发育情况:新生儿汗管发育不完善,更易出现痱子。
② 气候因素:热带地区比温带地区的人更容易发生痱子。
③ 体力活动:剧烈运动、从事高温的工作导致出汗过多,患病风险增加。

二、痱子的识别

主要表现为皮肤上出现隆起的小水疱、丘疹或丘疱疹,部分患儿会有刺痛或发痒。深痱皮损广泛时可出现头痛、发热、头晕等全身症状。

三、痱子的应对及预防

1. 一般治疗
① 保持皮损区域凉爽和干燥。通过使用风扇或空调使身体降温,或者每天用温水洗澡,并让皮肤自然风干。
② 尽可能穿宽松、透气的棉质衣物。避免穿着不透气的衣物或是系过紧的腰带等。
③ 使用冷的物品,如湿布或冰袋(用毛巾包裹)冰敷皮损区域,有助于止痒或缓解疼痛。

2. 药物治疗
① 外用药物治疗为主,以清凉、收敛、止痒为原则。局部可外用薄荷炉甘石洗剂和痱子粉,脓痱可外用鱼石脂炉甘石洗剂、黄连扑粉。
② 口服药物治疗:瘙痒明显者可用抗组胺药;脓痱感染严重时可口服抗生素;亦可服用清热、解毒、利湿的中药(如金银花)。

3. 预防措施
① 注意皮肤清洁,勤洗澡及勤换衣服,保持皮肤干燥。
② 洗澡后立即擦干皮肤,扑撒痱子粉可预防痱子的发生。
③ 不要在烈日下嬉闹,饮食不宜过饱,少进食高糖、高脂肪的食物。

项目二
幼儿常见病的一般检查及预防

任务1　一般检查

案例导入

笑笑，5岁，午餐时出现咳嗽、流涕。经保育老师检查：其体温36.8℃，精神疲乏。

请思考： 1. 这可能是什么疾病？

2. 幼儿应检查哪些项目？

任务要求

1. 学会幼儿常见病的一般检查方法。

2. 在检查过程中培养耐心和爱心。

在幼儿园幼儿经常会突然不舒服，但是由于幼儿年龄小，一般情况下无法用语言准确表述自己的身体不适，因此要求保育老师通过细心观察和进行一般检查，及时发现病情、做出诊断，或进一步送往医院处理，才能保证幼儿健康成长。

一、一般检查的要求

① 要和幼儿建立良好的关系，取得幼儿的信任，使幼儿配合检查。

② 态度和蔼、动作轻柔、双手温暖，检查过程中注意保暖，照顾幼儿的害羞心理和自尊心。

③ 当不能一次完成检查项目时，可以让幼儿休息或入睡后再检查。

二、一般检查的项目

1. 观察精神状态

正常情况下，幼儿活泼好动，精神饱满，对外界的事物充满好奇心，喜欢与人交流。如果出现精神萎靡、表情呆滞、疲倦、烦躁、嗜睡、哭声异常等症状，则表明可能出现病症。

2. 观测皮肤与体温

正常情况下，幼儿皮肤红润，有弹性而且富有光泽。应在自然光线下，在保暖的前提下观察皮肤

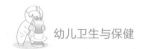

黏膜有无苍白、黄染、发绀、潮红、皮疹、色素沉着等,注意有无毛发稀疏,触摸皮肤弹性,检查皮下组织及脂肪的厚度、水肿及水肿性质等。例如,贫血或者营养不良患儿可出现面色苍白或发黄,黄疸型肝炎患儿可出现皮肤巩膜黄染等。

正常幼儿的腋下体温是 36~37℃,体温波动的幅度为 1℃以内。当体温升至 37.3~38℃ 为低热,38.1~39℃ 为中度发热,39.1℃ 以上为高度发热。

3. 检查淋巴结和颈部、四肢

按照一定的顺序检查淋巴结,注意检查淋巴结的大小、数目、活动度、质地、有无粘连和(或)压痛等。幼儿时期淋巴结发育较快,正常幼儿在颈旁、枕部腹股沟处可触及单个柔软的淋巴结,大小不等,但颏下、锁骨及肘部淋巴结不应触及。

正常情况下幼儿颈部和四肢活动自如,如果出现鸡胸或漏斗胸,下肢呈 O 型或 X 型腿则提示为佝偻病。

4. 检查五官

(1)眼睛的检查

注意观察幼儿的眼睑是否肿胀,有无上睑下垂,眼球是否突出,运动是否自如,两侧瞳孔大小是否相等,是否结膜充血或球结膜下出血,角膜是否浑浊,是否有溃疡等。

(2)耳的检查

注意牵拉耳郭是否疼痛,外耳道有无异常分泌物,如果幼儿出现耳痛剧烈、发热,注意考虑是不是中耳炎。

(3)口鼻的检查

检查口鼻时,要注意有无口臭,有无口腔溃疡,扁桃体是否肿大,舌苔是否正常,有无龋齿,有无鼻腔分泌物等。

任务 2　一 般 预 防

案例导入

小健,4 岁,平时经常因为感冒发热请假不上幼儿园,其家长很焦急。

请思考:应该如何指导家长增强小儿体质呢?

任务要求

1. 学会幼儿常见病的一般预防方法。
2. 在指导预防方法过程中培养耐心和爱心等职业道德品质。

一、加强体育锻炼,增强体质

体育锻炼有助于提高幼儿神经、体液等的平衡调节能力,以及肌肉、骨骼、关节等运动系统的相互协调能力,这对增强幼儿免疫力,促进其体格、智力发育具有直接作用。适合幼儿的体育活动主要有:体育游戏,如跳绳、玩球、广播体操;在户外玩大型玩具,如蹦蹦床、滑梯、平衡木、跷跷板等;跑步、散步,以及适当的旅行等户外活动。

二、进行"三浴"锻炼,提高自身免疫力

坚持户外活动,进行"三浴"(日光浴、空气浴、水浴)锻炼,可选择健美操、舞蹈、跑步、扔沙包等项目进行锻炼,从而提高自身免疫力。

三、科学合理安排一日三餐,保证营养供给

幼儿饮食逐渐趋近成年人,食物制作要多样化,粗、细、荤、素要搭配合理,食物颜色尽量丰富多彩有利于增加幼儿的食欲,每日进餐时间固定,保持愉悦的心情进餐,从而保证摄取足够的营养。

四、生活作息要有规律,保证充足的睡眠

幼儿已经开始有自我照顾的能力,包括自己进食、洗脸、刷牙,虽然动作还不是十分协调,但是保育老师要给予鼓励,使他们尽快独立完成。另外,3~6岁幼儿每日保证11~12小时的睡眠时间。

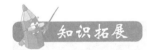

三 浴 锻 炼

概念:指利用空气、日光、水来进行锻炼的一种方法。

1. 空气浴

概念:利用气温与体表温度的差异,作为刺激因子来锻炼的一种方法。

开始:先在室内,温度高于20℃,一段时间后移到室外。

时间:一般在餐后1~1.5小时为宜,每天1~2次,开始时间2~3分钟,后逐渐增加。

禁忌证:身体十分虚弱或患呼吸道感染及其他疾病者不适宜。

2. 日光浴

概念:利用日光的照射来进行体质锻炼的一种方法。

时间:一般在早餐后1~1.5小时;午后3~4点以后为宜,开始时间几分钟,后逐渐增加至25~30分钟。

什么情况下停止日光浴:在进行日光浴时,出汗过多、皮肤发红,应立即停止。进行日光浴后,小儿精神不振、头晕、食欲减退、睡眠不安或脉搏较平时增加30%以上,也应停止。

3. 水浴

概念:利用水和水的温度对皮肤的刺激来进行锻炼的一种方法。

种类:擦浴、沐浴、淋浴和游泳等。

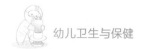

小　结

　　幼儿在园时患病的概率还是较高的,要求保教人员细心观察,及时发现幼儿的异常表现,从而做出正确的判断和应对。本模块的内容主要是幼儿常见疾病的识别及防治的基础知识,包括佝偻病、单纯性肥胖、缺铁性贫血、斜视、弱视、中耳炎、急性上呼吸道感染、扁桃体炎、支气管肺炎、龋齿和痱子的识别及应对。同时,本模块也介绍了幼儿常见病的一般检查和一般预防知识,保教人员在日常工作中要进行常规检查,经常向家长宣传育儿知识,预防疾病发生。

思考与练习

一、选择题

(一) 单项选择题

1. 佝偻病最常见的原因是(　　)。

A. 钙摄入不足　　　　　　　　　B. 日光照射不足

C. 体内贮存不足　　　　　　　　D. 胃肠疾病影响

E. 长期服用抗惊厥药物

2. 维生素 D 缺乏性佝偻病的预防应强调(　　)。

A. 及早服用钙剂　　　　　　　　B. 及早服用鱼肝油

C. 经常晒太阳　　　　　　　　　D. 母乳喂养

E. 及早添加辅食

3. 患儿,男,4岁,曾患佝偻病。查体见:鸡胸、严重的 X 型腿,该患儿的首要治疗原则是(　　)。

A. 多做户外活动　　　　　　　　B. 可考虑矫形手术治疗

C. 多晒太阳　　　　　　　　　　D. 给予预防量维生素

E. 给予治疗量维生素 D

4. 弱视是属于(　　)。

A. 先天性疾病　　　　　　　　　B. 器质性疾病

C. 原发性疾病　　　　　　　　　D. 功能性疾病

E. 遗传性疾病

5. 幼儿每日要保持(　　)的睡眠时间。

A. 7～8 小时　　　　　　　　　　B. 8～9 小时

C. 9～10 小时　　　　　　　　　D. 10～11 小时

E. 11～12 小时

6. 痱子最常见的病因是(　　)。

A. 高温闷热　　　　　　　　　　B. 长期穿不透气的衣服

C. 汗管阻塞　　　　　　　　　　D. 天气突变

E. 长期使用绷带

7. 支气管肺炎停用抗生素用药的时间是(　　)。

　　A. 一般用至体温正常后 5~7 天,临床症状基本消失后 3 天

　　B. 咳嗽完全消失 10 天

　　C. 体温正常后 1 天

　　D. 临床症状全部消失 10 天

　　E. 幼儿自我感觉良好

8. 急性中耳炎无鼓膜穿孔时常用的药物是(　　)。

　　A. 2%酚甘油滴耳　　　　　　　　B. 0.3%氧氟沙星滴耳液滴耳

　　C. 1%地塞米松麻黄碱滴鼻液滴鼻　　D. 3%过氧化氢溶液冲洗外耳道

　　E. 利福平滴耳液滴耳

9. 由于肋骨软化,受膈肌牵拉,其附着处的肋骨内陷形成横沟称为(　　)。

　　A. 漏斗胸　　　　　　　　　　　　B. 肋膈沟

　　C. 鸡胸　　　　　　　　　　　　　D. 肋骨串珠

　　E. 桶状胸

10. 婴幼儿鼻塞表现不正确的是(　　)。

　　A. 鼻塞会导致其烦躁不安　　　　　B. 呼吸困难

　　C. 抗拒吸乳　　　　　　　　　　　D. 睡觉后就好了

　　E. 经常哭闹

(二)多项选择题

1. 幼儿的三浴锻炼是指(　　)。

　　A. 日光浴　　　　　　　　　　　　B. 水浴

　　C. 空气浴　　　　　　　　　　　　D. 擦浴

　　E. 淋浴

2. 支气管肺炎常见的病原体包括(　　)。

　　A. 肺炎链球菌　　　　　　　　　　B. 金黄色葡萄球菌

　　C. 呼吸道合胞病毒　　　　　　　　D. 腺病毒

　　E. 流感病毒

3. 龋齿的临床类型包括(　　)。

　　A. 前龋　　　　　　　　　　　　　B. 中龋

　　C. 深龋　　　　　　　　　　　　　D. 牙菌斑

　　E. 牙齿拥挤

4. 扁桃体炎常见的全身并发症有(　　)。

　　A. 扁桃体周围脓肿　　　　　　　　B. 急性肾小球肾炎

　　C. 风湿热　　　　　　　　　　　　D. 风湿性心脏病

　　E. 心肌炎

5. 按照病因,弱视可以分为(　　)。

　　A. 形觉剥夺性弱视　　　　　　　　B. 屈光不正性弱视

　　C. 斜视性弱视　　　　　　　　　　D. 屈光参差性弱视

　　E. 眼轴突出性弱视

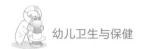

二、判断题

1. 肥胖指体重超过同性别、同身高正常小儿体重均值的20%。 （　　）
2. 急性上呼吸道感染大多数是由细菌感染引起的。 （　　）
3. 扁桃体炎最常见的症状是咽痛伴有吞咽困难。 （　　）
4. 中耳炎最常见的感染途径是鼓膜穿孔。 （　　）
5. 痱子和湿疹是同一个疾病。 （　　）

三、简答题

1. 幼儿口服铁剂应该注意哪些事项？
2. 如何正确指导单纯性肥胖患儿的一日三餐？
3. 进行日光浴锻炼要注意哪些事项？

四、实训任务

1. 小小，幼儿园中班小朋友，近段时间每次吃饭的时候老是诉说牙痛，不肯吃饭。保育员经检查发现小小上颌门牙颜色变黑了，考虑是龋齿。

   考核一：引起龋齿的原因主要包括哪些？

   考核二：如何预防龋齿？

2. 彤彤，幼儿园小班小朋友，今天中午睡觉时突然哭闹不安，保育员摸其头部感觉很烫，于是取来已消毒好的体温计给彤彤进行测温，测量结果提示39℃。进一步检查发现彤彤右耳外耳道有脓性分泌物，初步判断为中耳炎。

   考核一：发现幼儿异常时应该检查哪些项目？

   考核二：根据检查结果应该如何处理？

模块五

教学课件

幼儿常见传染病的识别及预防知识

模块导读

　　幼儿机体免疫力低下,易患感染性疾病,特别是传染病。而在托幼机构,幼儿聚集,一旦发生传染病易导致蔓延。作为保教人员,需要了解幼儿常见的传染病及其防护知识,做好幼儿传染病的预防、尽早识别及应对等工作。

　　本模块主要阐述幼儿常见传染病的识别及预防知识,通过案例呈现、理论阐述及视频观看等手段,帮助学生掌握幼儿常见传染病防治的基本知识。要求学生能独立并熟练地进行幼儿常见传染病(如手足口病、麻疹、水痘等疾病)的识别与防护。

学习目标

　　1. 掌握幼儿常见传染病的症状及防治措施。

　　2. 熟悉传染病的基本知识(基本特征、流行的基本环节、预防),了解幼儿常见传染病的发病原因。

　　3. 能尽早识别幼儿常见的传染病,制订相关传染病的防护计划。

　　4. 具有关爱儿童和细心、耐心的职业素养,以及防止传染病传染的法律意识和社会责任感。

内容结构

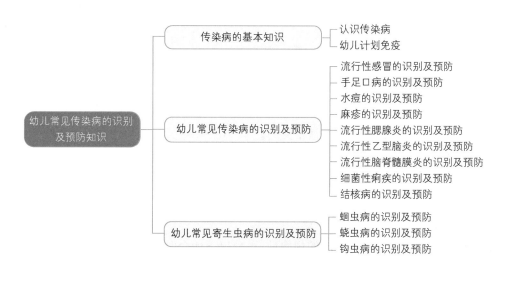

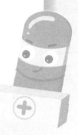

项目一

传染病的基本知识

任务1　认识传染病

案例导入

　　春季开学以来，一些托幼机构偶有发现手足口病、水痘等病例，为进一步有效控制传染病的发生和蔓延，市卫健局、教育局发布通知，要求各托幼机构要加强晨检，尽早发现传染病及切实做好园区清洁、消毒，预防传染病的传播。

　　请思考：传染病的预防应从哪些方面做好？

任务要求

　　1. 掌握传染病的预防措施，能够做好托幼机构的传染病消毒与预防。

　　2. 熟悉传染病的基本特点，能够做到尽早识别与管理传染病。

　　传染病指各种病原微生物和寄生虫感染人体所引起的一类疾病，具有传染性，在一定条件下可导致流行。常见病原微生物有细菌、病毒、衣原体、支原体、立克次体等，寄生虫有蠕虫、原虫等。由蠕虫和原虫感染所致的疾病又称为寄生虫病。

微课

传染病

一、传染病的特征

1. 有特异的病原体

　　每种传染病都有特异性病原体，并经一定的传播途径感染机体致病。病原体有病毒、细菌、真菌、原虫、蠕虫等。其中，病毒和细菌是最常见的。

2. 有传染性

　　这是传染病与其他感染性疾病最重要的区别。传染病病原体可由宿主（人或动物）体内排出，经一定的途径传给另一宿主（人或动物）。

3. 有一定的规律性

　　多数传染病的发生、发展呈现一定的规律性，可分以下四个时期：

　　① 潜伏期：指病原体在侵入人体后会潜伏一段时间再出现症状，潜伏期短则数小时，长则数月乃至数年。

② 前驱期:指潜伏期到出现明显症状前,患者可出现如乏力、头痛、食欲不振、发热等非特异性症状,此期一般只有1～2天,易被忽视或误诊。

③ 症状明显期:指前驱期后,患者病情逐渐加重,出现某种传染病所特有的症状和体征,并逐渐或迅速达到高峰。

④ 恢复期:患者临床症状逐渐消失,机体内病原体基本或完全消灭,免疫力提高,并获得对该疾病不同程度的特异性免疫。

4. 有不同程度的免疫性

大多数传染病患者病愈后,机体能针对病原体及其产物产生一定程度的特异性免疫。有些传染病患病一次后可获得终身免疫,如麻疹、水痘等,有些可发生再度感染,如流行性感冒、手足口病等。

二、传染病流行的基本环节

传染病在人群中发生、流行的过程必须具备3个基本环节,即传染源、传播途径和易感人群。

1. 传染源

传染源指的是体内有病原体生长繁殖且能排出病原体的宿主,包括病人、隐性感染者、病原携带者及受感染的动物。一般情况下,患者是重要的传染源。急性传染病发病早期传染性较大,而慢性传染病患者因能长期排出病原体,可成为长期传染源。隐性感染者和病原携带者虽临床上无明显症状、体征,但也能排出病原体而致传染。一般隐性感染者传染期较短,如脊髓灰质炎等,而病原携带者为长期传染源。除此之外,受感染的动物也是传染源,为动物源性传染病,如狂犬病、流行性乙型脑炎、鼠疫等。

2. 传播途径

传播途径指的是病原体从一个宿主体内侵入另一个宿主体内所经过的途径。不同的传染病传播途径可能不一样,同一传染病也可以有多种传播途径。常见的传播途径有呼吸道传播、消化道传播、血液及体液传播、接触传播、虫媒传播。

① 呼吸道传播指的是病原体经飞沫或气溶胶被易感者经呼吸道吸入而获得感染,如新型冠状病毒肺炎、麻疹、结核等。

② 消化道传播指的是病原体经受污染的水源、食物、食具被易感染者进食而获得感染,如细菌性痢疾、霍乱等。

③ 血液、体液传播指的是病原体经传染源的血液或体液,通过分娩、性交、污染的血制品等传播,如艾滋病、乙型病毒性肝炎等。

④ 接触传播指的是病原体经被污染的水、土、用具而被易感染者接触获得感染,如血吸虫病、钩虫病等。

⑤ 虫媒传播指的是受病原体感染的宿主通过吸血节肢动物叮咬把病原体传给易感者,如疟疾、流行性斑疹伤寒等。常见传染病的传播途径见表5-1-1。

表5-1-1 常见传染病的传播途径

传播途径	常见传染病	传播方式
呼吸道传播	麻疹、百日咳、流行性腮腺炎、手足口病、新型冠状病毒肺炎、肺结核	空气、飞沫、气溶胶等
消化道传播	蛔虫病、蛲虫病、细菌性痢疾、甲型病毒性肝炎、手足口病、霍乱	饮用水、食物、食具等

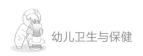
（续表）

传播途径	常见传染病	传播方式
血液、体液传播	乙型病毒性肝炎、丙型病毒性肝炎、艾滋病	母婴传播、性交、输用被污染的血制品及使用被污染的注射器等
接触传播	水痘、手足口病、沙眼、血吸虫病、钩虫病、钩端螺旋体病	接触被污染的物品
虫媒传播	疟疾、流行性乙型脑炎、流行性斑疹伤寒、登革热	吸血的蚊虫、人虱等

知识拓展

　　气溶胶指的是空气中的固体或液体颗粒。气溶胶传播是飞沫和空气的混合物，因呼吸道传播疾病的飞沫中含有病毒或细菌等病原微生物，当其与空气形成气溶胶后可飘至远处而造成远距离传播。气溶胶传播是空气传播的一种。

3. 易感人群

　　易感人群指的是缺乏对某种传染病的特异性免疫力，容易感染该传染病的人群。当易感人群暴露于传染源和合适的传播途径中，则很容易引起该病的流行。婴幼儿免疫力较差，是很多传染病的易感人群。

三、传染病的分类与管理

　　根据《中华人民共和国传染病防治法》和《突发公共卫生应急事件与传染病监测信息报告》规定，我国将 40 种法定传染病分为甲、乙、丙三类。

1. 甲类传染病(2 种)

　　甲类传染病分别为鼠疫和霍乱。甲类传染病为强制管理的传染病，要求发现后 2 小时内上报传染病疫情监控信息系统。

2. 乙类传染病(27 种)

　　乙类传染病分别为传染性非典型肺炎(SARS)、新型冠状病毒肺炎(COVID-19)、艾滋病、病毒性肝炎、脊髓灰质炎、人感染高致病性禽流感、人感染 H7N9 禽流感、麻疹、流行性出血热、狂犬病、炭疽、流行性乙型脑炎、登革热、肺结核、细菌性和阿米巴性痢疾、伤寒和副伤寒、百日咳、白喉、新生儿破伤风、流行性脑脊髓膜炎、猩红热、布鲁菌病、钩端螺旋体病、血吸虫病、疟疾、淋病、梅毒。乙类传染病为严格管理的传染病，要求诊断后 24 小时内上报传染病疫情监控信息系统。但传染性非典型肺炎(SARS)、新型冠状病毒肺炎(COVID-19)、人感染 H7N9 禽流感、炭疽中的肺炭疽需按甲类传染病管理。

3. 丙类传染病(11 种)

　　丙类传染病包括流行性感冒(含甲型 H1N1 流感)、麻风病、急性出血性结膜炎、流行性腮腺炎、风疹、流行性和地方性斑疹伤寒、棘球蚴病、丝虫病、黑热病、手足口病及感染性腹泻(除霍乱、痢疾、伤寒和副伤寒感染以外)。丙类传染病为监测管理传染病，但其报告、控制措施同乙类传染病。

四、传染病的预防

1. 管理传染源

对传染病应做到早发现、早诊断、早报告、早隔离、早治疗。对于患者的管理应按如上所述的甲、乙、丙三类传染病的管理办法;对于传染病的接触者应根据具体情况采取医学观察等检疫措施,检疫期为该病的最长潜伏期;对于病原携带者,应给予治疗、教育、管理、调整工作岗位等;对于动物源性传染源,应根据情况给予隔离、治疗或杀灭(焚烧或深埋)。

2. 切断传播途径

应根据不同传播途径采取对应的措施,呼吸道传播途径的疾病,应注意保持室内空气流通、必要时空气消毒、外出戴口罩、避免到人多聚集的地方等;消化道传播途径的疾病,应做好水源、饮食、粪便管理及餐具消毒、灭四害、加强个人卫生等;血液、体液传播途径的疾病应加强血液、血制品的管理,防止医源性传播,同时注意个人卫生等;虫媒传播途径的疾病,应加强灭虫、驱虫、防虫等。

3. 保护易感人群

一是合理营养、加强锻炼,以增强机体的非特异性免疫力;二是进行有计划的预防接种,提高机体的特异性免疫力;三是在传染病流行期间,尽量避免接触,一旦发现接触,可采取有效的被动免疫或药物预防。

任务 2 幼儿计划免疫

案例导入

童童,4 岁,今晨口服糖丸(脊髓灰质炎减毒疫苗)后于中午出现两次腹泻,为稀水样便,无发热、精神尚可。

请思考: 1. 这是疫苗接种的正常反应吗?

2. 应如何向家长解释?

任务要求

1. 熟悉预防接种常见的反应,能够解释和应对预防接种的常见反应。

2. 了解幼儿计划免疫的意义,能说出我国计划免疫程序的具体内容。

计划免疫是根据机体的免疫特点和某些传染病发生规律,制订相应的免疫程序,有计划、有目的地将疫苗接种到人体,从而获得对该病的免疫力,最终达到预防、控制甚至是消灭传染病的目的。其中,对婴幼儿进行预防接种是计划免疫的核心。

一、免疫的方式与制剂

1. 主动免疫

主动免疫指将特异性抗原接种给易感者以刺激机体产生特异性抗体,从而获得相应传染病的主动免疫力。获得主动免疫特异性免疫力需要经过一定的期限,因抗体可逐渐减少,部分传染病疫苗持续 1～5 年后需要适时加强以巩固效果。常用的主动免疫制剂有减毒活疫苗、灭活疫苗、类毒素疫苗、基因工程疫苗等。

2. 被动免疫

被动免疫指未接受主动免疫或已接种还未获得特异性抗体的易感者在接触传染源后,为预防被感染而接种相应的抗体,从而立即获得该病的免疫力。被动免疫持续时间较短,一般约 3 周,故仅用于紧急预防和治疗,用药后仍需进行主动免疫。常用的被动免疫制剂有抗毒素血清、特异性免疫球蛋白等。

二、预防接种的程序

我国卫健委《儿童免疫规划疫苗程序》规定,婴儿须在 1 岁以内完成接种的基础免疫有:卡介苗、乙肝疫苗、脊髓灰质炎三价混合疫苗、百白破混合制剂、麻腮风混合疫苗、A 群流脑多糖疫苗、减活乙脑疫苗、甲肝疫苗(见表 5-1-2)。

表 5-1-2　儿童免疫程序接种表

疫苗名称	年(月)龄														
	出生时	1月龄	2月龄	3月龄	4月龄	5月龄	6月龄	8月龄	9月龄	18月龄	18～24月龄	2周岁	3周岁	4周岁	6周岁
乙肝疫苗	√	√					√								
卡介苗	√														
脊髓灰质炎疫苗				√	√	√								√	
百白破疫苗				√	√	√				√					
白破疫苗															√
麻腮风疫苗(麻疹、腮腺炎、风疹)								√		√					
乙脑减毒活疫苗								√		√					
A 群流脑疫苗							√		√						
A+C 群流脑疫苗													√		√
甲肝减毒活疫苗											√				

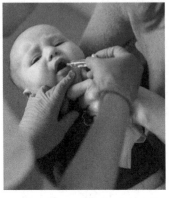

图 5-1-1　口服轮状病毒疫苗

此外,家长还可根据实际情况,自愿自费选择接种肺炎球菌疫苗、流感嗜血杆菌疫苗、流感疫苗、EV71(手足口病)疫苗、水痘疫苗、腮腺炎疫苗、轮状病毒疫苗(见图 5-1-1)等。

三、预防接种的注意事项

1. 接种禁忌

有急性传染病期间(包括有传染病接触史未过检疫期者)、接受免疫抑制剂治疗期间、有未稳定的严重疾病(如风湿热、心脏病、活动性肺结核、严重湿疹、癫痫及惊厥患儿等),禁忌接种。此外,有发热或

1周内有腹泻4次以上的幼儿禁服脊髓灰质炎减毒糖丸,近1月内使用过丙种球蛋白者不能接种减毒活疫苗。

2. 接种注意事项

幼儿于接种当天吃饱早餐,不空腹接种。接种后注意观察幼儿的健康状况,注意保暖,多饮白开水,避免活动量过大,提醒其不抓挠接种部位。

四、预防接种反应识别及应对

1. 一般反应

有些婴幼儿预防接种后数小时至24小时内可发生发热、局部红肿等现象,这是正常的反应,一般可持续2~3天不等,无须过于担心,对症应对即可。如出现接种部位的红、肿、热、痛,可用毛巾热敷;如出现发热注意多休息、多饮水,给予适当的退热处理;如幼儿高热不退、局部红肿持续扩大,应到医院就诊。

2. 异常反应

极少数婴幼儿接种后出现过敏性休克、晕厥、过敏性皮疹等异常反应,一般需到医院进行治疗,多数人可治愈。如婴幼儿在注射后数秒或数分钟出现烦躁不安、面色苍白、呼吸困难、四肢湿冷、血压下降甚至昏迷,提示过敏性休克。此时一般在医院,须进行抢救治疗。如接种时或接种后婴幼儿出现着面色苍白、头晕、心慌、出冷汗、手脚冰凉等可能为晕针,此时可让婴幼儿平卧、头稍低、饮少量温开水等,若短时间内不能缓解须采取其他抢救措施。

项目二
幼儿常见传染病的识别及预防

任务 1　流行性感冒的识别及预防

案例导入

　　明明,男孩,4 岁。早上上课时,保育老师发现明明精神不好,查看后发现其有发热,体温 39℃、咽部充血明显,并伴有咽部疼痛、干咳、四肢无力。因最近为流感流行期,保育老师担心明明患有该病,立即请园医帮助检查是否为流行性感冒。

　　请思考:1. 流行性感冒有哪些症状?

　　　　　　2. 应如何预防流行性感冒?

任务要求

　　1. 掌握流行性感冒的流行特点及预防措施,能够做好托幼机构的消毒与预防。

　　2. 熟悉流行性感冒的临床特点,能够尽早识别流行性感冒。

　　流行性感冒简称流感,指流行性感冒病毒感染引起的急性呼吸道传染病。流感可分为甲、乙、丙(A、B、C)三型,其中甲、乙型较常见,传播力强,可呈地方性流行。婴幼儿和老人因免疫力较差,患流感易并发肺部感染,需重视防治工作。

一、流行病学资料

1. 传染源

流感患者为主要传染源,其中轻型患者及隐性感染者因不易被发现而导致疾病传播。

2. 传播途径

流感潜伏期末即可经呼吸道飞沫传播,起病 3 日内至退热前或 1 周内具有传染性。动物源性流感亦可传至人群。

3. 易感人群

人群对流感病毒普遍易感,其中儿童及青少年(5～20 岁)发病率最高。人感染后可获得短暂的同型病毒的免疫力,一般仅持续 8～12 个月,最长不超过 2 年。但亚型及各型间无交叉免疫,而流感病毒,特别是甲型流感病毒变异性大,故可反复患流感。

4. 流行特征

一般在冬春季,亚热带和热带地区任何季节均可流行,大流行可在夏季。

二、流感的识别

1. 潜伏期

流感的潜伏期较短,约数小时至 1~2 天。

2. 临床表现

幼儿流感临床症状可因年龄不同而表现各异。婴幼儿流感临床表现与其他病毒所致呼吸道炎症相似,炎症可包括鼻、咽、喉、气管、支气管、肺部,常伴高热、全身中毒症状,病情较重。年长儿症状同成人,多呈普通型流感表现,有发热、头痛、畏寒、全身酸痛、疲倦等,继而出现流涕、咽痛、干咳等,偶有腹痛、腹泻等胃肠道症状。

三、流感的应对及预防

1. 应对

应在患病 48 小时内使用抗病毒治疗,效果最好,及早抗病毒治疗可减少并发症、降低病死率。奥司他韦、扎那米韦等神经氨酸酶抑制剂是甲型和乙型流感的有效治疗药物。同时,患儿应做好隔离防护、卧床休息、饮食清淡、多喝水,给予退热、减轻呼吸道阻塞等对症治疗。

2. 预防

患儿宜在家隔离休养,减少播散的可能性。托幼机构发病人数多时,应做好环境、用物的清洁消毒以及分泌物的应对与消毒。流行季节应尽量少到人群拥挤的公共场所,外出戴口罩等,以切断传播途径。为尽可能预防流感病毒的感染,特别建议婴幼儿、老年人及其他体弱多病人群每年秋季接种一次流感病毒疫苗。

任务 2　手足口病的识别及预防

案例导入

小小,4 岁,小班小朋友。今天午餐时,保育老师发现小小不愿吃饭,过去询问了解到小小口腔疼痛,查看其口腔部发现其硬腭有数个小水疱。仔细检查后还发现小小的手掌心、足部也有少量小水疱,怀疑小小得了手足口病。

请思考: 接下来应该怎么做?

任务要求

1. 掌握手足口病的预防措施,能够做好发生手足口病时托幼机构环境卫生的消毒。
2. 熟悉手足口病的临床特点,能够做到尽早识别手足口病。

微课

手足口病

手足口病是由肠道病毒感染引起的急性传染病,大多为柯萨奇 A_{16} 病毒感染引起,近年来肠道

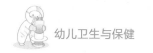

病毒71(EV71)型感染症状可伴有无菌性脑膜炎、脑炎等严重症状而危及生命。

一、流行病学资料

1. 传染源
手足口病患者及隐性感染者为重要传染源。

2. 传播途径
可经感染者的呼吸道分泌物、唾液、疱疹液、粪便等传播,密切接触、呼吸道飞沫、消化道均可传播,其中密切接触是最重要的传播途径。

3. 易感人群
人群普遍易感,尤其以4岁以下婴幼儿和儿童多见。

4. 流行特征
一年四季均可发病,但因肠道病毒喜在湿、热的环境中生存繁殖,故夏季高发;在流行季节易在托幼机构的儿童间传播;幼儿感染手足口病后可获得一定的免疫力,但持续的时间尚不明确。

二、手足口病的识别

1. 普通型
患儿可有低热或不发热,口痛,进而影响进食。硬腭、颊黏膜、舌等部位可见小疱疹或溃疡;手、足、臀部出现皮疹,典型皮疹为斑丘疹、丘疹、疱疹,周围有红晕,不痛、不痒,皮疹不结痂、不留疤(见图5-2-1)。普通型病程较短而症状较轻,约1周可痊愈。

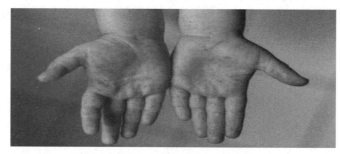

图5-2-1　手足口病皮疹

2. 重型
少数患儿病情较重,表现为发病后迅速发展为脑炎、脑膜炎、脑脊髓膜炎等,继而发展为心肺功能衰竭甚至死亡。

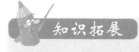
知识拓展

疱疹性咽峡炎

疱疹性咽峡炎是儿童常见的一种特殊类型的上呼吸道感染性疾病,它与手足口病均为肠道病毒感染所致,具有传染性,但两者也并不完全一样。

疱疹性咽峡炎的识别特点:患儿咽峡部充血,咽峡部有灰白色疱疹,疱疹可破溃形成溃疡。患儿疼痛明显,可伴有吞咽困难、拒食、流涎等现象。患儿常伴有高热、咳嗽、流涕等上呼吸道症状,但一般无手足及其他部位皮肤黏膜的皮疹。

三、手足口病的应对及预防

1. 应对

患儿应注意休息,合理营养,多喝水;因患儿有口腔疼痛,注意保持口腔清洁,可给予西瓜霜、鱼肝油等敷患处;饮食宜为清淡、易消化的流质或半流质饮食;做好皮肤疱疹的护理,避免损伤皮肤;随时观察患儿的精神及体温等情况,若患儿持续发热、精神差、呕吐、肢体颤动、惊厥等,应及时就诊,防止重症情况的发生。

2. 预防

患儿宜在家隔离至体温正常、皮疹消退1周,应避免到公共场所或与其他婴幼儿接触;对患儿的分泌物及其所接触的物品和环境做好消毒;手足口病流行期婴幼儿应尽量避免参加集体活动或到人多密集的公共场所;外出时注意环境和个人卫生,勤洗手。建议6月月龄至5周岁儿童接种EV71型灭活疫苗。

任务 3　水痘的识别及预防

案例导入

江江,5岁,中班小朋友,出现皮肤疱疹2天,同时有低热、乏力、纳差和全身不适。妈妈早晨起来发现江江背部的皮疹增多,有些是红色疹子,有些变成水疱甚至有脓液了。

请思考:1. 如果你是保育老师,能帮助江江妈妈识别这是什么病吗?
　　　　2. 针对该病,应制订哪些防护措施?

任务要求

1. 掌握水痘的应对及预防措施,能为患儿制订相应的防护措施。
2. 熟悉水痘皮疹的特点,能够尽早识别水痘。

水痘是由水痘-带状疱疹病毒感染引起的一种出疹性疾病,具有高度传染性,临床以皮肤黏膜分批相继出现并同时存在斑疹、丘疹、疱疹和结痂四种形态的皮疹为主要特点。对于免疫能力低下的儿童或是新生儿,水痘可呈全身播散性,病情严重可危及生命。

一、流行病学资料

1. 传染源

传染源是水痘患者,出疹前1～2天至皮疹完全结痂前均具有传染性。

2. 传播途径

水痘病毒可存活于呼吸道黏膜及疱疹液中,可经呼吸道飞沫、直接接触传播,亦可通过被患者污染的物品导致间接传播。

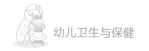

3. 易感人群

人群普遍易感,发病高峰年龄为2~6周岁。

4. 流行特征

水痘一年四季均可发生,冬、春季为高发季节。感染水痘病毒后可获得持久的免疫力,但以后可患带状疱疹。

二、水痘的识别

1. 典型水痘

前驱期表现为发热、食欲差、不适等,全身症状相对较轻,24~48小时后出现皮疹。皮疹呈向心性分布,发生于头、面、躯干、四肢,其中以躯干为多,亦可出现在口腔、眼结膜、生殖器等部位。最初皮疹为红色斑疹、丘疹,继而变为透明水疱,24小时后水疱中央凹陷,2~3天破溃结痂。皮疹分批出现,在疾病高峰期可见斑疹、丘疹、疱疹、结痂四种形态皮疹同时存在(见图5-2-2)。皮疹结痂后不留瘢痕,但因伴有明显痒感,应避免患儿抓挠而使皮肤破损留疤。

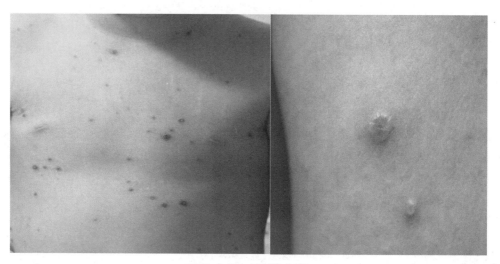

图5-2-2　水痘的皮疹

2. 重症水痘

多发生于免疫功能低下者、新生儿等人群,临床表现有持续高热、全身中毒症状、皮疹融合成大疱型或出血等,病变可累及其他脏器而致肺炎、脑炎等。

三、水痘的应对及预防

1. 应对

水痘为自限性疾病。患儿应隔离,多休息,多喝水,进食易消化食物。应加强皮肤护理,穿宽松的棉质衣服,勤换内衣裤,剪短指甲、戴手套以防抓伤皮肤和减少继发感染的可能。如患儿感觉皮肤瘙痒可遵医嘱使用药物涂抹或口服对症治疗,切忌使用激素类药物。

2. 预防

患儿宜在家隔离至皮疹完全结痂为止;接触水痘的易感儿童应检疫3周;对于免疫能力受损患者、孕妇、新生儿、恶性疾病患者及正在大剂量使用激素的患者,在接触水痘病人72小时内应接种水痘-带状疱疹免疫球蛋白;水痘流行期,婴幼儿应尽量避免到人多密集的公共场所;外出时注意环境和个人卫生,勤洗手。建议适龄儿童接种水痘疫苗是最有效的预防措施。

任务 4　麻疹的识别及预防

案例导入

芳芳,4岁,小班小朋友。因发热、皮疹被诊断为麻疹。家长将患儿的患病情况告诉幼儿园教师,并表示非常担心,不了解该病是一个什么样的疾病,应如何护理小孩。

请思考:如果你是保育员,如何给家长做麻疹的科普教育?

任务要求

1. 掌握麻疹的流行病学特征及预防措施,能够对家长进行健康家教。
2. 熟悉麻疹的临床表现特点,能够尽早识别与管理麻疹。

麻疹是由麻疹病毒感染引起的传染病,其传染性极强。目前虽然已有安全有效的疫苗,但麻疹并发肺炎、脑炎等仍是全球儿童的主要死因之一。临床表现以发热、上呼吸道感染、结膜炎、口腔麻疹黏膜斑、全身斑丘疹及疹后脱屑并留有色素沉着为特征。

一、流行病学资料

1. 传染源

传染源是麻疹患者,出疹前后 5 天具有传染性,若并发肺炎可延长至出疹后 10 天。

2. 传播途径

麻疹病毒大量存在于呼吸道中,经呼吸道分泌物排出体外并悬浮于空气中而导致传播,密切接触或直接接触的分泌物也可传播。

3. 易感人群

人群普遍易感,发病高峰年龄为 6 月龄至 5 周岁。

4. 流行特征

麻疹一年四季都可发病,以冬、春季为高发季节。感染麻疹后可获得持久的免疫力,一般为终身免疫。

二、麻疹的识别

1. 典型麻疹

(1) 潜伏期

10 天左右(大多 6～18 天),此期末可有全身不适或低热。

(2) 前驱期

一般持续 3～4 天,多为中度以上的发热,热型不一。在发热的同时出现上呼吸道感染症状,如流涕、打喷嚏、咳嗽、咽部充血、眼睑水肿、结膜充血、畏光、流泪等。出疹前 1～2 天可见上下第

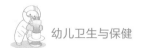
二磨牙对应的颊黏膜上有灰白色粗糙小点,周围有红晕,并迅速增多,可累及整个颊黏膜,出疹后逐渐消失。此为麻疹黏膜斑,具有早期诊断麻疹的意义。部分患儿还可有呕吐、腹泻等消化道症状。

（3）出疹期

一般发热 3～4 天后皮疹出现,皮疹按耳后、发际、额、面、颈、躯干、四肢、手足心的顺序出现。皮疹为充血性红色斑丘疹,疹间可见正常皮肤,无痒感（见图 5-2-3）。出疹时全身中毒症状加重,发热可高达 40℃,咳嗽加重,患儿烦躁不安,重者有嗜睡、抽搐等。此期一般持续 3～4 天。

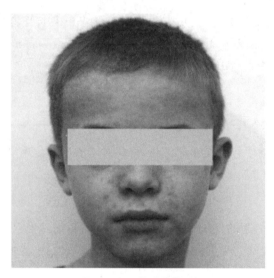

图 5-2-3　麻疹的皮疹

（4）恢复期

若无并发症,皮疹出齐,发热减退,患儿全身症状逐渐好转,皮疹按出疹顺序消退。皮疹消退后有棕褐色色素沉着并伴有糠麸样脱屑,皮肤一般于 7～10 天完全恢复正常。

2. 非典型麻疹

非典型麻疹有轻型麻疹、重型麻疹、异型麻疹等,较典型麻疹的临床表现或轻、或重、皮疹不典型等。轻者病程较短,无并发症;重者可出现肺炎、脑炎、心力衰竭等严重并发症,病死率高。

三、麻疹的应对及预防

1. 应对

麻疹无特异性治疗方法,主要为加强护理、对症治疗、预防并发症。患儿隔离并卧床休息,避免强光刺激;保持室内通风,温、湿度适宜;宜多喝温开水,进食营养丰富、易消化的食物;加强眼睛、口腔、皮肤护理,避免刺激皮肤。

2. 预防

患儿宜在家隔离至出疹后 5 天,若合并肺炎者需延长至出疹后 10 天;接触麻疹的易感儿童应检疫 3 周并于接触 5 天内接种免疫球蛋白实施被动免疫;麻疹流行期婴幼儿应尽量避免到人多密集的公共场所;外出时注意环境和个人卫生,勤洗手。我国规定出生后 8 个月、18 个月婴幼儿需接种第 1、第 2 剂麻疹减毒活疫苗或麻腮风疫苗。除此之外,还根据麻疹流行情况,在一定时期、一定范围开展强化免疫接种。

任务 5 流行性腮腺炎的识别及预防

案例导入

　　近期,某托幼机构接到当地防疫部门的通知,要求向幼儿园小朋友及家长做好流行性腮腺炎的预防指导。

　　请思考:1. 什么是流行性腮腺炎?

　　　　　　2. 应如何预防流行性腮腺炎?

任务要求

　　1. 掌握流行性腮腺炎的预防措施,能够指导家长对该病进行预防。

　　2. 熟悉流行性腮腺炎的临床特点,能够尽早识别腮腺炎并管理好该传染病。

　　流行性腮腺炎是由腮腺炎病毒感染引起的急性呼吸道传染病,临床表现以非化脓性的腮腺炎症及肿痛为特征。腮腺炎病毒有亲腺体和亲神经系统性,常可累及唾液腺和其他多种腺体组织及神经系统而致脑膜脑炎、睾丸炎、卵巢炎、胰腺炎等并发症。

一、流行病学资料

1. 传染源
传染源是腮腺炎患者及隐性感染者,腮腺肿大前 7 天至肿胀出现后 9 天具有传染性。

2. 传播途径
本病病毒经唾液飞沫吸入呼吸道而导致传播。

3. 易感人群
人群普遍易感,发病高峰年龄为 5～15 周岁。

4. 流行特征
流行性腮腺炎以冬、春季为高发季节,其他季节也可散发。感染后可获得终身免疫,但免疫缺陷患者可有二次感染。

二、急性腮腺炎的识别

1. 临床表现
流行性腮腺炎临床表现可分为潜伏期、前驱期和腮腺肿大期。

（1）潜伏期

18 天左右,为 2～3 周。

（2）前驱期

此期较短,一般为 1～2 天。患儿常有发热、头痛、食欲不振、全身无力等。发热可高可低,程度不等,但也有体温正常病例。

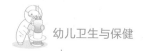

（3）腮腺肿大期

典型腮腺炎患儿可有一侧或相继出现两侧腮腺肿大（见图5-2-4）。以耳垂为中心的非化脓性肿大，逐渐向周围扩大，边缘不明显，表面皮肤不红，触之有疼痛及弹性感，而无波动感。腮腺肿大3~5天达高峰，后逐渐缩小，1周左右消退。张口检查可见腮腺导管口有红肿，无脓性分泌物，但有腮腺胀痛和感觉过敏，以张口或咀嚼时更明显。此期患儿仍持续发热，时间为1~2天至2周不等。

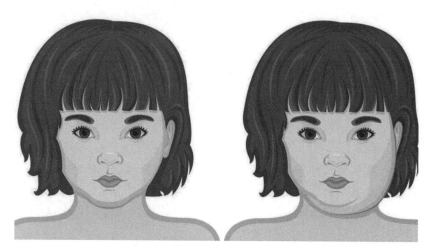

图5-2-4　正常腮腺（图左）与流行性腮腺炎腮腺肿大（图右）比较

2. 并发症

流行性腮腺炎的并发症较为严重，在疾病过程中需密切观察病情，及时发现、及时应对。

（1）神经系统并发症

常见的有脑炎、脑膜脑炎、脑脊髓膜炎等。临床表现为发热、头痛、呕吐、颈强直、嗜睡甚至惊厥、昏迷等。

（2）生殖系统并发症

多见于青少年，男孩表现为睾丸炎、女孩为卵巢炎。临床表现有局部疼痛，伴有高热、头痛、呕吐等。

（3）急性胰腺炎

此并发症多见于年长儿，患儿体温可骤升，反复频繁呕吐，上腹剧烈疼痛，可伴有腹泻或便秘等。体检患儿上腹部明显压痛、局部肌紧张。查血、尿淀粉酶升高，B超示胰腺肿大。

三、流行性腮腺炎的应对及预防

1. 应对

流行性腮腺炎无特异性治疗方法，主要为对症治疗、预防并发症。患儿隔离并卧床休息，保持室内通风，温、湿度适宜，多喝温开水，保持口腔清洁，进食易消化的流质或半流质食物，避免进食质硬或刺激性食物。高热患儿宜予降温应对，可予中药局部外敷减轻腮腺肿胀及疼痛；并发睾丸炎可予局部冷敷并用丁字带托起睾丸；并发脑膜炎、胰腺炎等应给予积极治疗。

2. 预防

患儿宜在家隔离至腮腺肿大完全消失；接触者应隔离观察，托幼机构儿童检疫3周；健康儿童可于8个月、18个月时接种麻腮风三联疫苗，但被动免疫无预防效果。

任务 6 流行性乙型脑炎的识别及预防

案例导入

东东,男孩,5 岁。因发热、头痛就诊,疑为流行性乙型脑炎。家长将这一消息告诉幼儿园教师,并告知老师做好该病的预防措施,以防其他小朋友发生该病。

请思考:应如何制订流行性乙型脑炎的防护措施?

任务要求

1. 掌握流行性乙型脑炎的预防措施,能够做好该病的预防及科普。
2. 熟悉流行性乙型脑炎的临床特点,能够识别该病并知道其严重性。

流行性乙型脑炎是由乙型脑炎病毒感染引起的急性中枢神经系统传染病,简称乙脑。因此病最早在日本发现,又称日本脑炎。乙脑病毒可引起大脑到脊髓的广泛神经系统病变,但以大脑、中脑、丘脑病变较为严重。患儿病情轻重程度不等,预后也各异。

一、流行病学资料

1. 传染源

本病的主要传染源是受乙脑病毒感染的猪,乙脑患者因血中的病毒量少,病毒血症时间短,仅为终末宿主。

2. 传播媒介

蚊虫是乙脑的传播媒介,尤以三带喙库蚊为主。

3. 易感人群

人群普遍易感,但流行区以儿童为主。

4. 流行特征

本病的流行有明显的季节性,以 7、8、9 月为主,散发性流行,很少出现一户人家有 2 例以上病例。感染后可获得终身免疫。

二、流行性乙型脑炎的识别

流行性乙型脑炎根据病人的病程表现可分为潜伏期、前驱期、极期、恢复期和后遗症期。根据病情轻重程度又可分轻、中、重和极重型。

1. 临床分期

(1)潜伏期

一般为 6～16 天。

(2)前驱期

3 天左右,表现为发热,易激惹、嗜睡、呆滞,伴有头痛、食欲减退、呕吐等。

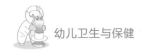

（3）极期

患儿出现躁动、兴奋、嗜睡，寒战、高热，严重头痛、头晕、呕吐等。若病情进一步发展，患儿可出现抽搐、神经性瘫痪、肢体强直性痉挛、共济失调等神经系统异常体征。病情重者可因颅内压增高造成脑疝而死亡，亦可致中枢性呼吸和（或）循环系统衰竭。

（4）恢复期

极期后患儿进入恢复期。此时患儿体温逐渐恢复正常，神经系统症状逐渐好转。部分病人可渐渐恢复正常，但极期病情严重患儿可出现神经系统异常症状，如肢体瘫痪、失语、精神异常等，有些可逐渐恢复，有些则可形成后遗症。

（5）后遗症期

若患儿各种神经系统异常持续半年以上仍未恢复可称为后遗症。有些后遗症可经康复治疗逐渐恢复，有些则长期存在。

2. 临床分型

（1）轻型

神志清醒或嗜睡，体温多在 39℃ 以下，可出现因高热而引起的惊厥。

（2）中型

精神烦躁、兴奋、昏睡甚至昏迷，体温可高达 40℃，患儿有惊厥、颅内压升高症状。

（3）重型

昏迷、躁动，浅反射甚至深反射消失，瞳孔缩小但对光反射存在，体温在 40℃ 以上，反复或持续惊厥。

（4）极重型

深昏迷，瞳孔对光反射消失，咳嗽反射及吞咽反射消失，体温迅速上升至 40℃ 甚至 41℃ 以上，可出现脑疝、呼吸衰竭或循环衰竭等。

三、流行性乙型脑炎的应对及预防

1. 应对

流行性乙型脑炎无特异性治疗方法，主要以对症治疗和全面的支持治疗为主。治疗过程中密切观察患儿生命体征，针对高热、惊厥和呼吸衰竭、脑疝等给予积极的治疗。患儿要多补充液体，注意保持呼吸道通畅，昏迷病人预防褥疮及泌尿系统感染。恢复期和后遗症期患儿应加强营养及康复功能训练。

2. 预防

该病的预防主要有疫苗接种、控制传染源、防蚊灭蚊等。

（1）疫苗接种

目前最有效的措施之一是易感人群进行预防接种，我国规定 8 月龄、2 周岁幼儿需接种乙脑减毒活疫苗。

（2）控制传染源

猪是乙脑的主要传染源及中间宿主，猪也可进行乙脑减毒活疫苗的接种，同时要改善猪圈内及其周围的卫生，并做好灭蚊工作。

（3）防蚊灭蚊

乙脑流行前 1～2 个月开展灭蚊活动，采取措施对蚊虫孳生地进行应对。流行季节人们外出时注意防止被蚊虫叮咬。

任务 7　流行性脑脊髓膜炎的识别及预防

案例导入

　　小果,5 岁,因发热,头痛 2 天,被诊断为流行性脑脊髓炎入院。小果有一个 3 岁妹妹并同住,妈妈非常担心妹妹被感染,向幼儿园老师求助。

　　请思考:此时对小果妹妹应采取什么措施预防发病呢?

任务要求

　　1. 掌握流行性脑脊髓膜炎的预防措施,能够制订该病的预防计划。
　　2. 熟悉流行性脑脊髓膜炎的临床特点,能够对该病进行科普教育。

　　流行性脑脊髓膜炎是由脑膜炎双球菌感染引起的化脓性脑膜炎,是一种急性传染病,简称为"流脑"。该致病菌侵入血循环引起败血症,继而侵入脑膜引起脑脊髓膜炎。

一、流行病学资料

1. 传染源
本病的传染源是患者和带菌者,因带菌者不易被识别而成为重要的传染源。

2. 传播途径
本病病原菌经空气飞沫由呼吸道传播。

3. 易感人群
儿童普遍易感,多见于 5 周岁以下,发病高峰年龄为 6 月龄至 12 月龄。

4. 流行特征
冬、春季为高发季节,其他季节也可散发。愈后可获得终身免疫,极少复发。

二、流行性脑脊髓膜炎的识别

　　流行性脑脊髓膜炎根据临床表现可分为潜伏期、上呼吸道感染期、败血症期、脑膜炎期、免疫反应期。根据临床症状轻重,可分为普通型、暴发型、慢性型。

1. 临床分期
(1) 潜伏期
1～7 天,平均为 2～3 天。

(2) 上呼吸道感染期
类似其他病原体感染引起的上呼吸道炎症表现,主要为鼻炎、咽炎或扁桃体炎等。

(3) 败血症期
表现为突发高热,婴幼儿易发生惊厥,年长儿常有头痛、关节痛及全身痛,伴有恶心呕吐。患儿面色灰白或发绀、表情呆滞。继而出现皮肤黏膜皮疹或出血点,常见为分布不均、大小不等的出血性

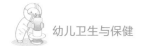

瘀点,急速扩大、融合成紫红色、大片瘀斑,甚至发生大疱、坏死等表现。此为本病特征,此期血培养多为阳性。

（4）脑膜炎期

多数患儿病后24小时出现脑膜刺激征,颅内压增高出现剧烈头痛、喷射性呕吐,烦躁不安、嗜睡甚至昏迷。此期仍有高热、皮疹,脑脊液有典型化脓性改变。

（5）免疫反应期

为病情恢复期,临床以关节炎、心包炎等表现为主,可同时有发热,但败血症或脑膜炎基本消失。本期为自限性、良性表现。

2. 临床分型

（1）普通型

初为轻微上呼吸道感染症状,突起高热,出现脑膜刺激征、颅内高压、皮肤瘀斑、瘀点等表现。

（2）暴发型

少数病例发病更急、进展更快、病情险恶。患儿可因休克、脑疝、呼吸心跳骤停而死亡。

（3）慢性型

此型较少见,患儿表现为慢性或亚急性起病,间歇性发热、关节痛、瘀斑等。

三、流行性脑脊髓膜炎的应对及预防

1. 应对

流脑病情轻重不一,须密切观察生命体征及病情变化,给予恰当的治疗。病房空气流通,保持安静、减少刺激,保证患儿休息。昏迷患儿注意口腔、眼睛及皮肤护理,防止褥疮形成。

2. 预防

发现病人就地隔离治疗,对密切接触者及可疑患者给予药物预防和治疗。健康人群注意个人卫生,本病流行期间不到人多密集的公共场所,暂停大型集会。预防流脑的重要措施是接种疫苗,进行特异性免疫防疫。

任务 8 细菌性痢疾的识别及预防

案例导入

一一,4岁,中班小朋友。今日中午因进食了街边小吃突然出现高热,并发生惊厥2次,烦躁不安,呼吸不规则,无呕吐、腹泻,急送医院,考虑为中毒型细菌性痢疾。

请思考:1. 这是什么疾病?
2. 应如何预防该病?

任务要求

1. 掌握细菌性痢疾预防措施,能够制订该病的防治计划。
2. 熟悉细菌性痢疾的临床特点,能够做到尽早识别该病。

细菌性痢疾是由志贺菌属感染引起的肠道传染病,简称为菌痢。临床表现有发热、腹痛、腹泻、排黏液脓血便。

一、流行病学资料

1. 传染源
本病的传染源是患者和带菌者。

2. 传播途径
病菌可随传染源的粪便排出体外,被污染的手、食物、水源等可因接触传播感染。

3. 易感人群
人群普遍易感,多见于3岁以上儿童。

4. 流行特征
本病流行的季节性强,以夏、秋季为高发。

二、细菌性痢疾的识别

细菌性痢疾可分为急性菌痢、慢性菌痢、中毒型菌痢三种类型。

1. 急性菌痢
典型表现为起病急、发热、阵发性腹痛及腹泻伴有恶心、呕吐等。患者发热可为高热或低热,婴幼儿可有高热惊厥。大便次数较多,约10~30次,为黏液及脓血便,便后有里急后重感。患儿全身乏力、食欲减退。此型预后良好,经合理治疗后可于数天痊愈。

2. 慢性菌痢
病程超过2个月称为慢性菌痢。多见于营养性贫血、营养不良、佝偻病等体质弱小患儿。患儿因腹泻、进食少日渐消瘦,可发生电解质紊乱、心脏损害而意外死亡。大便可仅有黏液而无脓血,或黏液与脓血便交替出现。

3. 中毒型菌痢
此型以2~7周岁儿童多见,患儿起病急、进展快,突起高热,体温可达39~40℃以上,患儿精神萎靡、嗜睡、昏迷,反复惊厥,可发生循环衰竭及呼吸衰竭而死亡。腹痛、腹泻等胃肠道症状早期常不明显而易误诊。严重病例常可合并肾功能衰竭、弥漫性血管内凝血、溶血尿毒综合征等。

三、细菌性痢疾的应对及预防

1. 应对
患儿应做好胃肠道消毒、隔离;卧床休息,进食易消化的流质或半流质食物;严重呕吐者暂禁食,给予液体疗法及对症应对。中毒型菌痢应争分夺秒、全力以赴积极抢救。

2. 预防
对病人及带菌者应早发现、早诊断、早治疗、早隔离,隔离至粪便培养三次阴性。托幼机构工作人员应定期检查粪便,发现带菌者及时调岗。健康人群应加强卫生管理、讲究个人卫生、勤洗手,加强饮食卫生、环境卫生、粪便管理等,切断各种传播途径。

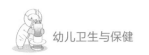

任务 9　结核病的识别及预防

案例导入

　　玲玲,3岁,小班小朋友,近半个月低热,乏力、易怒且消瘦,被诊断为结核病。幼儿园了解到此情况后,要求各班保育老师做好幼儿园环境的清洁和消毒。

　　请思考: 应如何应对?

任务要求

　　1. 掌握结核病的应对及预防措施,能够预防结核病的传播。
　　2. 熟悉结核病的基本特点,能够做好结核病的科普教育。

　　结核病是由结核杆菌感染引起的慢性传染病。结核病是世界上最重要的慢性传染病之一,我国结核病患病率虽然有所下降,但仍是 2000 年世界卫生组织(WHO)公布的 22 个高发国家之一。结核病临床以非特异性的结核中毒症状为主,表现为缓慢起病的不规则低热、消瘦、盗汗、疲乏及食欲不振等。病变可累及全身,儿童以原发型肺结核最常见,最严重的为结核性脑膜炎,病死率高。

一、流行病学资料

1. 传染源

本病的传染源是痰涂片阳性的肺结核患者(开放性肺结核)。

2. 传播途径

结核杆菌的传播途径有呼吸道及消化道传播,其中呼吸道飞沫传播为最主要的途径。病菌可随传染源的粪便排出体外,可因接触被污染的手、食物、水源等或由苍蝇接触经口传播感染。

3. 易感人群

人群普遍易感,新生儿非常易感。营养不良、人类免疫缺陷病毒感染、居住拥挤、社会经济落后、生活贫困是结核病高发原因。

4. 流行特征

感染结核杆菌后人体是否患病与人体的免疫力强弱及细菌的毒力、数量等因素有关。人体感染结核杆菌后 90% 可获得免疫力,可终生不发病;5% 可立即发病;5% 于日后免疫力低下时发病。

二、小儿结核病的识别

小儿结核病以原发型肺结核、急性粟粒性肺结核、结核性脑膜炎三种类型多见。

1. 原发型肺结核

原发型肺结核是由结核杆菌初次入侵肺部感染所致,是结核病最常见的类型,也是儿童肺结核最主要的类型。临床表现轻者可无症状,年龄较大儿童起病缓慢,以结核中毒症状为主,表现为低热、盗汗、疲乏无力、食欲减退、消瘦等。婴幼儿可急性起病,体温升高至 39～40℃,但患儿精神及其他状况尚可,一般持续 2～3 周出现低热及结核中毒症状、咳嗽、呼吸困难等。

2. 急性粟粒型肺结核

急性粟粒型肺结核又称急性血行播散型肺结核,常为原发型肺结核病情恶化的后果,是结核杆菌经血行播散而引起的肺结核。患儿起病急,突发高热,常呈持续数周或数月不规则或规则发热,伴有寒战、盗汗、食欲减退,有咳嗽、气促、面色苍白、发绀等,易被误认为是肺炎。

3. 结核性脑膜炎

结核性脑膜炎是结核杆菌经血行播散感染引起的脑膜炎,为最严重的儿童结核病,病死率和后遗症发生概率较高。结核性脑膜炎起病缓慢,病程可分为早期(前期驱)、中期(脑膜刺激期)、晚期(昏迷期)三期。

(1)早期(前期驱)

此期可持续 1～2 周,患儿性情改变,表现为烦躁、易怒、易倦、少言、懒动等,可伴有发热、盗汗、食欲减退、呕吐、便秘、消瘦等。年长儿可表述有头痛,婴幼儿则有凝视、嗜睡、皱额蹙眉等表现。

(2)中期(脑膜刺激期)

此期可持续 1～2 周,患儿有嗜睡或烦躁不安、剧烈头痛、喷射性呕吐、惊厥等颅内高压症状,并出现脑膜刺激征。婴幼儿有前囟饱满、颅缝裂开,还可出现面瘫、凝视、语言障碍等脑神经功能障碍等表现。

(3)晚期(昏迷期)

此期可持续 1～3 周,患儿症状持续加重,意识改变,呈半昏迷、昏迷状。患儿极度消瘦、惊厥频繁出现,可出现水、电解质紊乱。若颅内压增高无法控制,患儿可发生脑疝而导致死亡。

三、肺结核的预防及应对

1. 应对

结核病患儿应给予抗结核与对症治疗;营养与休息也是结核治愈的重要因素,因此应给予富含蛋白质和维生素的食物;注意居家休息或卧床休息,环境应空气流通、阳光充足。

2. 预防

目前新生儿接种卡介苗并定期复种是预防结核病特别是结核性脑膜炎的有效措施。接触活动性肺结核患者的儿童为高危人群,应给予异烟肼预防治疗 3 个月,同时定期随访及定期检查,如纯蛋白衍生物试验阳性,则按潜伏感染进行治疗。对已发病者,特别是痰涂片阳性的患儿应彻底治愈,此为控制传染源最好的方法。对于健康幼儿,应给予合理的喂养、建立良好的生活制度和坚持免疫程序的接种以提高机体的免疫力。

项目三

幼儿常见寄生虫病的识别及预防

寄生虫病对人体有十分严重的危害,是世界上普遍存在的公共卫生问题。目前,我国寄生虫病感染人数及种类仍较多,分布也较广,是危害人民特别是广大儿童健康的常见疾病。寄生虫病的流行有明显的地方性和季节性,与当地人们的生活习惯、气候和地理环境等因素有关。因此,对寄生虫病宜因地制宜制订综合的防治措施。

任务 1　蛔虫病的识别及预防

案例导入

蛔虫病曾经是非常常见的传染病,对儿童的生长发育有严重危害。虽然目前发病率有所下降,但作为一名幼儿园保教人员,仍需了解蛔虫病的特征,做好蛔虫病的识别及预防。

任务要求

1. 掌握蛔虫病的预防措施,能够做好该病的预防计划。
2. 熟悉蛔虫病的危害,能够尽早识别蛔虫病。

蛔虫病是由虫体寄生于人体小肠引起的最常见的儿童寄生虫病,可严重危害儿童的生长发育与健康。蛔虫病轻者无明显症状,但可出现胆道蛔虫病、肠梗阻等严重并发症。

一、流行病学资料

1. 传染源

本病的主要传染源是排出受精蛔虫卵的人,猪蛔虫也可导致人的感染。

2. 传播途径

经口食入被感染期虫卵污染的食物是主要传播途径,为粪—口传播,亦可因手接触被虫卵污染的玩具或其他物品等而直接带入口中致传播。

3. 易感人群

人群普遍易感,多见于5~14周岁儿童。

4. 流行特征

本病流行以农村高于城市,往往具有家庭聚集性,常年可感染,以春、夏季为主。

二、蛔虫病的识别

大多数人感染蛔虫后无明显症状,为带虫者。儿童及体弱者可出现症状,临床表现因幼虫、成虫而异。

1. 幼虫性症状

蛔虫的幼虫可移行至人体不同的部位而致相应部位的症状。如幼虫移行至肝脏可出现上腹痛、肝区压痛、肿大及肝功能异常。幼虫移行至肺部可使患儿出现干咳、哮喘、发热等,严重者可出现"暴发性哮喘"甚至危及生命。幼虫还可移行至其他部位而出现脑膜炎、视网膜炎等症状。

2. 成虫性症状

成虫最常引起消化道症状,患儿可表现为厌食、食欲减退、偏食甚至是异食癖,可出现一过性脐周腹痛、痛无定时,痛时喜按揉,无压痛及反跳痛,可反复发作。患儿易发生恶心、呕吐、便秘、轻微腹泻等。大量蛔虫寄生时,患儿可出现贫血、营养不良、生长发育迟缓等。成虫还可引起神经系统症状,使患儿出现精神萎靡、烦躁不安、易怒、磨牙、惊厥甚至智力低下。除此之外,还可见荨麻疹、结膜炎、嗜酸性粒细胞增多等过敏症状。

3. 并发症

若患儿肠道内蛔虫较多时可堵塞肠管而致肠梗阻。因蛔虫有钻孔性习性,当虫体受到某些刺激时,可钻入与肠壁相连的各种腔道而引起胆道蛔虫症及蛔虫性肝脓肿、阑尾炎、腹膜炎等。

三、蛔虫病的应对及预防

1. 应对

蛔虫病给予驱虫治疗效果好,若有其他症状可予对症治疗和针对并发症给予相应的治疗。

2. 预防

蛔虫感染者进行驱虫治疗是控制传染源的主要措施。应在农村、幼儿园等开展普查普治工作和加强健康教育;帮助儿童养成良好的卫生习惯,不随地大便、勤洗手、剪指甲,不饮生水、不吃不洁瓜果、蔬菜等;定期检查餐饮店、集体食堂卫生;加强粪便、水源管理。

任务 2　蛲虫病的识别及预防

最近,保教人员小王在幼儿园小朋友午睡时发现 4 岁的花花睡觉不太安稳,平时上课精神也不太好,注意力不集中。小王将情况反映给花花的家长,其妈妈表示花花最近确实睡眠不好,经常夜间哭闹。

请思考:1. 花花为什么会这样?她得了什么病?

2. 应如何预防?

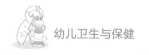

1. 掌握蛲虫病的应对措施，能够制订该病的预防计划。
2. 熟悉蛲虫病的基本特点，能够做到尽早识别蛲虫病。

蛲虫病是由蛲虫寄生于人体小肠末端、盲肠、结肠等部位而引起的一种寄生虫病。该病以夜间会阴部、肛门附近瘙痒为主要临床特征。

一、流行病学资料

1. 传染源

本病的传染源是蛲虫病患者。

2. 传播途径

可因手接触被虫卵污染的物品经口感染传播，虫卵亦可随尘埃被吸入咽部进入消化道。因蛲虫有夜间移行至肛周产卵的习性，患儿可因手抓挠而接触虫卵，惹患儿未彻底清洁手部可因种种原因经口感染而导致"肛门—手—口"自体感染。

3. 易感人群

人群普遍易感，常见于儿童。

4. 流行特性

本病流行广泛，无地域特征，易在家庭、幼儿园、小学等儿童集体机构流行。

二、蛲虫病的识别

蛲虫病主要症状为会阴部及肛周皮肤瘙痒，夜间较白天明显。患儿可因奇痒而影响睡眠，也可因此而在夜间反复哭闹，亦可因瘙痒抓破皮肤而发生皮炎。患儿又可因睡眠不足而出现烦躁不安、易激惹、注意力不集中、好咬指甲、食欲减退等症状。

蛲虫可钻入阑尾而引起急性或慢性阑尾炎。雌虫可钻入女性尿道而引起尿道炎，也能侵入阴道、输卵管等而发生相应部位的炎症。当感染严重时，蛲虫可刺激肠黏膜使患儿出现食欲不振、恶心、呕吐、腹痛、腹泻等胃肠道症状。

三、蛲虫病的应对及预防

1. 应对

蛲虫病给予驱虫治疗效果好。患儿睡前、便后用温水清洗肛周皮肤，再用蛲虫软膏或氧化锌软膏涂于肛周皮肤，以减少自身感染及止痒。

2. 预防

① 蛲虫病易重复感染及导致传播。对于感染者应彻底治疗，家庭成员及集体机构成员宜同时治疗。治疗期间充分清理环境及清洗衣物，减少重复感染的可能性。

② 因蛲虫在肛门外产卵，虫卵除经"肛门—手—口"自体传播外，还易污染衣裤、床单等，当保教人员或家庭帮助幼儿整理床单衣物时，可通过抖动、扬尘等途径将虫卵散落到其他地方而导致人员间的交叉传播及重复感染。因此，环境及衣物的清洁尤为重要。地面要用湿水打扫，打扫后用消毒液拖地，避免扬尘。患儿不穿开裆裤睡觉，以减少对床单的污染。患儿的裤子，特别是内裤须每天更

换,并彻底清洁后最好煮沸消毒或用消毒液浸泡后在阳光下暴晒。

③ 对于健康儿童应加强健康教育,注意个人卫生,勤洗手、剪指甲、不咬指甲,勤洗内衣裤、穿满裆裤睡觉。加强环境卫生的清洁,经常消毒玩具及用具等。

任务 3　钩虫病的识别及预防

最近,当地卫生防疫部门下发通知,本地区有散发的钩虫病病例。

请思考: 1. 钩虫病有什么危害?

　　　　　2. 幼儿应如何防治钩虫病?

任务要求

1. 掌握钩虫病的临床特点,能够做到尽早识别钩虫病。
2. 熟悉钩虫病的应对措施,能够制订该病的预防计划。

钩虫病是由钩虫寄生于人体小肠引起的肠道寄生虫病,临床表现主要有消化道功能紊乱、贫血、营养不良等,严重者可影响儿童生长发育及心功能不全,但多数患者无临床症状,为钩虫感染者。

一、流行病学资料

1. 传染源
本病的传染源是排出虫卵的感染者和患者。

2. 传播途径
虫卵随粪便排出体外后,在泥土中发育成感染期虫卵,当人体接触泥土或农作物时虫卵侵入人体而导致传播。

3. 易感人群
人群普遍易感。

4. 流行特征
钩虫病遍布世界各地,我国大部分地区有流行。其发病有明显的季节性,以气候温暖的季节为感染高峰期,因寒冷而干燥的地区或季节不适宜虫卵的发育而不造成流行。

二、钩虫病的识别

大多数人感染钩虫后无明显症状,仅在粪便中发现虫卵,为无症状感染者。钩虫病临床表现因钩蚴(即钩虫的幼虫)、成虫而异。

1. 幼虫引起的症状
幼虫侵入人体皮肤可引起皮肤丘疹或疱疹,伴有针刺、烧灼、痒感,继而可发展成脓疱、局部淋巴结炎,感染数天后炎症可消退。幼虫还可移行至肺部引起咽喉发痒、声音嘶哑及咳嗽、咳痰、痰中带

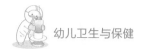

血丝,严重者可有胸痛、哮喘发作等,此症状经数日或十几日可自行消失。

2. 成虫引起的症状

感染成虫所引起的症状更为持久和严重,主要表现为胃肠道症状及贫血。钩虫以口囊钩齿叮咬肠黏膜及吸血,患儿长期慢性失血出现消化功能紊乱,表现为上腹部不适、恶心呕吐、腹痛、腹泻等;严重者大便出血,易被误诊为消化性溃疡等疾病。患儿贫血程度不一,可表现为皮肤黏膜苍白、头晕、心悸等,严重可出现下肢浮肿、肝脏增大、心脏扩大等。少数患儿有异嗜症。儿童重症患者可因长期营养不良而引起生长发育异常、智力减退等。

三、钩虫病的应对及预防

1. 应对

钩虫病应积极驱虫治疗及针对贫血给予支持治疗。患儿需加强营养、注意休息,改善营养及生长发育情况。

2. 预防

钩虫病的防治首先要查治患儿和感染者,控制和消灭传染源;在感染高发地区可采用群体治疗;还要加强个体及群体的健康教育及个人防护措施,改善公共环境卫生,加强粪便的无害化管理。

■ 小 结 ■

幼儿对传染病普遍易感,且大多数传染病对幼儿的生长发育和健康有严重危害。保教人员需要对幼儿常见传染病有一定的识别及应对能力,特别是做好幼儿传染病的预防措施。本模块的主要内容有传染病的基本知识、幼儿计划免疫、幼儿常见传染病、寄生虫病的识别及预防措施等。期望通过本章内容的学习,托幼机构工作人员能够做好幼儿日常卫生防护工作,尽早识别幼儿常见传染病,及时做好防控措施,维护幼儿的健康成长。

在线练习

■ 思考与练习 ■

一、选择题

(一)单项选择题

1. 下列属于甲类法定传染病的是(　　)。
   A. 鼠疫、炭疽　　　　　　　　　B. 霍乱、炭疽
   C. 鼠疫、霍乱　　　　　　　　　D. 霍乱、艾滋病
   E. 霍乱、甲流

2. 传染病流行的三个基本环节指的是(　　)。
   A. 传染源、病原体、传播途径　　B. 传播途径、病原体、易感人群
   C. 传染源、传播途径、易感人群　D. 易感人群、传染病原、传播途径
   E. 传染源、病原体、环境

3. 对于传染源的管理应做到( )。

    A. 早发现、早隔离、早报告   B. 早诊断、早报告、早隔离、早治疗

    C. 早发现、早诊断、早报告、早治疗   D. 早发现、早隔离、早诊断、早治疗

    E. 早发现、早诊断、早报告、早隔离、早治疗

4. 对易感人群最重要的预防措施是( )。

    A. 口服治疗药   B. 注射抗生素

    C. 注射免疫血清   D. 注射丙种球蛋白

    E. 按计划进行预防接种

5. 新生儿接种第1剂乙肝疫苗的时间为( )。

    A. 生后2小时内   B. 生后12小时内

    C. 生后24小时内   D. 生后48小时内

    E. 生后72小时

6. 小小,女孩,5个月,妈妈带其去接种百白破混合制剂,接种后,小小出现烦躁不安、面色苍白、四肢湿冷、脉搏细速等症状,她最可能发生了( )。

    A. 晕针   B. 过敏性休克

    C. 全身反应   D. 癔症

    E. 低血糖

7. 慧儿,女孩,5岁,发热1天后躯干出现红色斑丘疹,随后相继出现疱疹,经诊断为水痘。该病的最主要传播途径是( )。

    A. 呼吸道传染   B. 血液传染

    C. 消化道传染   D. 虫媒传染

    E. 接触传染

8. 小洁,3岁,未出过麻疹。今天该幼儿班级里出现麻疹患儿,小洁应在家隔离观察的时间是( )。

    A. 1周   B. 2周

    C. 3周   D. 4周

    E. 5周

9. 结核性脑膜炎早期(前驱期)的临床特点是( )。

    A. 性情改变   B. 明显头痛、呕吐

    C. 低热、盗汗   D. 咳嗽、气促

    E. 脑膜刺激征

10. 麻疹患儿隔离期是( )。

    A. 发病至体温正常

    B. 发病至皮疹消退

    C. 出疹前后5天,若有并发症隔离至出疹后10天

    D. 出疹前后5天,若有并发症隔离至出疹后15天

    E. 出疹后5天

11. 关于流行性腮腺炎描述错误的是( )。

    A. 注意休息   B. 睾丸肿痛时可用丁字带托起

    C. 不吃酸、辣、硬的食物   D. 为自限性疾病,无特殊疗法

    E. 不会发生脑膜脑炎

12. 有关手足口病的流行病学特征错误的是( )。

A. 一年四季均可发病

B. 有明显的地域性

C. 流行期,托幼机构易发生集体感染

D. 患者和隐性感染者为本病的传染源

E. 可有暴发流行

13. 蛔虫病的传播途径是以下哪种(　　)。

  A. 呼吸道传播　　　　　　　　　B. 粪—口传播

  C. 肛门—手—口传播　　　　　　D. 直接接触传播

  E. 消化道传播

14. 以下哪项是蛲虫病最主要的表现(　　)。

  A. 肛周瘙痒　　　　　　　　　　B. 腹痛

  C. 夜间睡眠不安　　　　　　　　D. 并发肠梗阻

  E. 食欲改变

15. 患儿,男孩,6岁,近半年来夜间睡眠不安、磨牙,常用手挠肛门,平日易怒,上课注意力不集中,食欲较之前下降,偶有腹泻,体重不增。考虑患儿可能得了(　　)。

  A. 蛔虫病　　　　　　　　　　　B. 钩虫病

  C. 夜间睡眠不安　　　　　　　　D. 蛲虫病

  E. 皮肤过敏

(二) 多项选择题

1. 管理传染病病人应尽量做到(　　)。

  A. 早发现　　　　　　　　　　　B. 早报告

  C. 早诊断　　　　　　　　　　　D. 早治疗

  E. 早隔离

2. 小儿结核性脑膜炎的临床表现有(　　)。

  A. 前囟饱满　　　　　　　　　　B. 脑膜刺激征

  C. 惊厥　　　　　　　　　　　　D. 昏迷

  E. 性情改变

3. 麻疹的临床表现有(　　)。

  A. 热退疹出　　　　　　　　　　B. 咽痛、咳嗽、流涕等上感症状

  C. 按一定的顺序出疹　　　　　　D. 口腔黏膜斑

  E. 疹后脱屑,遗留永久色素沉着

4. 流行性腮腺炎的并发症有(　　)。

  A. 脑膜炎　　　　　　　　　　　B. 肝炎

  C. 支气管炎　　　　　　　　　　D. 睾丸炎

  E. 胰腺炎

5. 关于细菌性痢疾的描述正确的有(　　)。

  A. 实行消化道隔离

  B. 传染源仅为细菌性痢疾患者

  C. 腹泻时应止泻治疗

D. 幼儿患细菌性痢疾有可能表现为中毒型

    E. 成人一般不会得细菌性痢疾

二、判断题

1. 流行性腮腺炎不会并发脑膜炎。 （   ）

2. 手足口病的传染源是患者和隐性感染者。 （   ）

3. 蛔虫病的主要表现是肛周瘙痒。 （   ）

4. 幼儿最常见的结核病是原发型肺结核。 （   ）

5. 幼儿若接触过患传染病的患者但没有发病是可以上学的。 （   ）

三、简答题

1. 传染病的传播途径有哪些？

2. 幼儿接种疫苗的注意事项有哪些？

四、实训任务

1. 今晨幼儿园中班小朋友兰兰的妈妈来电，说兰兰得了手足口病，需请假在家休养。作为保教人员，你知道传染病流行的基本环节有哪些吗？

2. 请为水痘患儿制订护理及预防措施。

3. 请为托幼机构幼儿家长进行蛲虫病的科普教育。

模块六

幼儿常见心理卫生问题的认识及应对

 模块导读

　　健康是指人在身体、心理和社会适应方面的良好状态。2012 年 9 月教育部发布的《3—6 岁儿童学习与发展指南》提出,"发育良好的身体、愉快的情绪、强健的体质、协调的动作、良好的生活习惯和基本生活能力是幼儿身心健康的重要标志"。身心状况发展目标则是具有健康的体态、情绪安定愉快、具有一定的适应能力。因此,幼儿的心理健康也是其健康的一个非常重要的方面。要促进幼儿身心全面和谐地发展,与幼儿园和家庭对其进行科学的保育和教育脱不开关系。

　　心理素质是影响幼儿良好行为习惯和问题行为的重要因素,保教人员应抓住幼儿成长的关键期,培养幼儿健全的心理素质,提升其适应能力,从而减少问题行为的发生,促进幼儿身心健康发展。这就要求保教人员也要具备发现幼儿心理行为问题并且分析其发生原因的能力,并能协助幼儿教师进行幼儿心理行为问题的应对,能较好地与幼儿家长进行沟通及教育指导。

　　本模块主要阐述幼儿心理卫生相关知识以及常见心理问题和行为问题的认识及应对。要求学生在理论学习的基础上进行实操训练,完成本模块学习后能协助幼儿教师进行幼儿常见心理行为问题的应对。

 学习目标

1. 熟悉幼儿常见心理行为问题。
2. 掌握幼儿常见心理行为问题的应对。
3. 能独立识别幼儿常见心理行为问题,协助幼儿教师应对幼儿常见心理行为问题。
4. 树立对幼儿健康的高度责任感和严谨的工作态度,爱护幼儿。

 内容结构

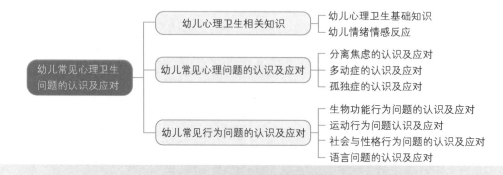

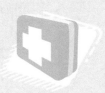

项目一

幼儿心理卫生相关知识

任务1 幼儿心理卫生基础知识

案例导入

某幼儿园中班,有32个小朋友。小朋友都活泼可爱,但也有些小朋友会存在不喜欢讲话,或者经常因为一些小事情而大哭大闹。有些孩子睡午觉时难以入睡,或是睡着后有突然大声哭叫的情况。

请思考: 1. 幼儿的心理健康标准有哪些?

　　　　 2. 为什么幼儿会出现心理行为问题?

　　　　 3. 如何判断幼儿存在哪些心理行为问题?

任务要求

1. 掌握幼儿心理行为问题的判断原则和标准。

2. 熟悉幼儿心理健康的标准。

3. 了解幼儿心理行为问题的常见原因。

4. 能较准确地判断出存在心理行为问题的幼儿,并耐心地对待他们,能熟练地与存在这些问题的幼儿家长沟通协作。

一、认识幼儿心理健康的标准

1. 智力发展正常

心理健康的幼儿智力水平应与同龄孩子相当,能自然参与学习及活动,有正常的学习和表现。智力落后的幼儿较难适应社会生活,很难完成学习任务。目前常用的测量幼儿智力的工具是韦克斯勒儿童智力量表。我国著名儿童心理学家林崇德等人结合了国际权威幼儿智力测量表及我国儿童的实际情况编制的幼儿智力测验量表现在也常用。智力正常只能作为心理健康的标志之一,而不是唯一的标志。

2. 情绪稳定愉快

情绪是一个人对客观事物是否符合自己的需要而产生的内心体验,良好的情绪表示人的身心处

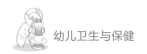

于积极的平衡状态。心理健康幼儿的主流情绪是乐观、积极的,不良情绪也容易转换和消解,能积极勇敢地面对困难和挫折,没有不必要的紧张感和不安感。相反,若情绪太易变,情绪的表现与内心体验不一致或与外部环境不协调等,都是不健康的心理状态。

3. 人际关系和谐

心理健康的幼儿在与环境相互作用的过程中,能逐渐与环境建立起和谐的关系;能适应人际环境,在人群中不感到难受;乐于与人交往,喜欢与小伙伴一起玩,能理解和接受别人,与家庭成员也能有密切和谐的关系,与父母沟通良好;对新环境充满好奇并持接受的态度,能尽快适应环境的变化,在陌生的环境下会有不安,不会有极端的行为和情绪表现。心理不健康的幼儿很难很好地与人合作,甚至侵犯他人,缺乏同情心,很难置身于集体,与他人格格不入。

4. 自我意识良好

自我意识是主体对自己及自己与客观世界关系的意识。当幼儿开始说"我"字的时候,往往说明他已经开始有了自我意识。心理健康的幼儿对自己表现出自爱、自尊、自豪感,对他人表现出友善、同情、尊敬和信任。

5. 性格乐观开朗

幼儿2岁时个性逐渐萌芽,3~6岁时个性开始形成,幼儿时期形成的个性倾向常是一个人个性的核心部分,一旦形成就表现出相对稳定性。性格是个性最核心、最本质的表现,能良好反映人格的健全与统一。心理健康的幼儿,常具有活泼开朗、乐观、自信主动、谦虚、诚实、勇敢、热情等性格特征。相反,心理不健康的幼儿,常对自己的活动缺乏信心和自主性,表现出冷漠、自卑、孤僻、胆怯、吝啬等不良的性格特征。

6. 行为统一协调

心理健康的幼儿,心理及行为表现与其年龄基本吻合,且心理活动和行为方式是协调一致的。他们易于接受成人的教导,形成良好的行动习惯,对自己的身体和行为有一定的觉知。他们的动作发展符合常模,语言的运用符合语境。而心理不健康的幼儿,注意力难集中、兴趣常转移、思维及语言混乱、行为出现前后矛盾的现象、自我协调能力差。

二、认识幼儿常见心理行为问题的发生原因

儿童心理行为问题主要指发生在儿童期的心理行为偏异和障碍,是指幼儿因生理功能失调、环境适应不良或心理冲突等导致的心理障碍和不适当的行为。其发生原因,常是以下三方面因素共同作用的结果。

1. 生理(生物)因素

(1)遗传因素

遗传因素有直接遗传、间接遗传、轻微遗传等分类。

(2)身体的发育

生理发育迟缓会对幼儿的心理健康产生不利影响,造成幼儿孤独、退缩、自卑的性格,从而导致各种心理健康问题。

(3)大脑结构的发展

幼儿时期大脑结构的发展也对心理健康产生影响。分娩中的损伤或脑外伤、脑疾病等均可影响幼儿的心理健康发展。当脑内的神经递质出现代谢异常时,可诱发生理和心理活动障碍,如多巴胺与多动症的关系。

2. 心理因素

（1）气质与性格

气质、性格、能力等特征的总和，即为人格。幼儿的气质主要分为"易养型""难养型""兴奋缓慢型"等类型。性格是个性的核心，是幼儿最明显、最主要的心理特征，一旦形成，则具有稳定性。良好的气质与性格决定了幼儿具有健康的心理。

（2）需要与动机

幼儿从出生开始就有了生理的需要，对于食物、水、氧气、睡眠等方面的基本生理需求十分敏感。随着身心的发展以及与社会接触面的扩大，幼儿会产生如被爱、被尊重、被称赞等更高层次的需要。当外界不能及时满足他们的这些需要时，会使幼儿产生消极情绪或紧张状态，继而发生一系列的变化。

（3）情绪

情绪对幼儿的认知发展具有动力作用，能指导幼儿的行为，对幼儿个性特征的形成有重要作用。焦虑、恐惧、抑郁是幼儿较常见的情绪障碍，当幼儿的安全感、归属感、自尊等得不到满足时，可导致这些情绪障碍的产生。

（4）自我意识

自我意识包括自我认识、自我评价、自我体验和自我控制等。幼儿的自我意识是逐渐形成的，能反映幼儿评价自己实际行动的能力和对自己内部状态的注意，使幼儿形成独特的个性。正确和正面的自我意识是幼儿能良好适应环境并形成良好心理行为的基本条件之一。

3. 社会因素

（1）家庭

家庭结构的完整性、家长的合理期望、家长的心理健康状况、家庭经济情况、家庭内部成员的关系、家长对幼儿的教养态度和方式等均会对幼儿心理健康产生很大的影响。

（2）托幼机构

幼儿园是幼儿除了自己的家庭外生活时间最长的地方。幼儿园的人文环境、物理环境、师幼关系、同伴关系等，对幼儿形成积极行为还是消极行为有很大影响。积极行为表现为友好、合作、分享、帮助等，消极行为则表现为争抢玩具、伤害他人、吵闹等。为幼儿提供有同伴参与的共同活动，创设一个良好的同伴集体，形成良好的师幼关系、同伴关系，对促进其亲社会系行为的正常发展是非常重要的。

（3）社会

社会人群、社会价值观与幼儿身心发展有着非常密切的关系。而随着现代化进程的推进，电视、电脑、网络、游戏，近年来流行的小视频平台等，也是幼儿生活中能频繁接触到并深受其影响的，直接影响了幼儿道德观念和行为的形成，对他们的身心发展产生了重要影响。

上述三种因素在幼儿心理发展过程中相互影响、相互制约，它们错综复杂地交织在一起影响着幼儿的心理发展。因此，在对幼儿进行心理健康教育时，要充分考虑各种因素的作用。

三、幼儿心理行为问题的判断

1. 判断原则

① 要从儿童发展心理学角度看待幼儿心理状态，了解幼儿在不同年龄段的不同心理表现，从而进行准确判断。

② 不能把幼儿发育过程中出现的所有异常行为表现都认定为心理行为问题，只有那些特殊的、影响幼儿心理行为发展的行为，才可被视为行为问题。

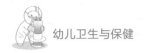

2. 判断标准

（1）问题行为和年龄不相称

幼儿在不同年龄段会呈现出该年龄段占主导地位的、典型、本质的特征，为幼儿心理年龄特征。只有当幼儿出现的行为问题与该年龄段占主导地位的行为特征不相称时，才考虑为行为问题，须进行纠正。

（2）特殊心理行为出现频率高

偶然出现的问题不能立即认定为心理行为问题。若同一问题反复、持续存在，须引起注意。

（3）特殊心理行为持续时间长

若幼儿出现特殊行为持续超过3个月应引起重视，持续半年以上仍未好转须考虑就医。

（4）特殊心理行为程度重

当幼儿的特殊心理行为影响了幼儿与他人的正常沟通交流、影响其认知发展及学习时，可认为其问题严重。

（5）心理反应与周围环境不适应

当幼儿反复出现一些与周围环境不相符的心理行为时，须引起重视，如在无客观可怕事实的情境下突然感到恐惧、惊慌，甚至大哭等。

任务2　幼儿情绪情感反应

案例导入

小君，女孩，4岁，目前就读中班。一天，小君和同学在课中玩耍时不小心撞到对方，小君跌坐地上，其他小朋友见到便笑话小君。小君大声哭泣、情绪激动，一边哭一边追逐撞倒她的同学。

请思考：1. 若你是保教人员，刚好在旁看见，应该如何应对？

　　　　　2. 请分析小君情绪反应产生的原因。

任务要求

1. 掌握幼儿情绪的特点及消极情绪产生的原因。

2. 熟悉情绪和情感的概念及特点。

3. 能够独立且充满耐心地应对产生情绪情感反应的幼儿。

一、认识幼儿的情绪情感反应

1. 情绪和情感的概念及特点

情绪和情感是人对客观事物是否符合需要而产生的态度体验。

情绪是人和动物都有的，发生得较早，与生理需要相关，其特点是不稳定、易变化、较为短暂。因此，幼儿的情绪常随外部情境、条件的变化而变化，具有冲动性，如高兴时手舞足蹈而愤怒时咬牙切齿、暴跳如雷。情绪的持续时间一般较短，可自行变化。

情感是人类特有的,发生较晚,与社会性需要相关,特点为较稳定而持久。

2. 情绪与情感的区别和联系

情绪和情感两者密切联系,情感在情绪的基础上形成,并对情绪产生巨大的影响。

3. 幼儿情绪情感反应产生的原因

情绪情感对幼儿心理发展有着重要影响,对人的行为具有推动或抑制作用。心理学家将人的情绪分为积极情绪与消极情绪两大类,积极情绪对人有正向、积极的作用,消极情绪则对人有负向、消极的作用。同时,积极情绪对其他心理活动能起到协调、组织作用,而消极情绪则对其他心理活动起破坏瓦解的作用。当幼儿的需要总是能被满足,能感受到他人的关爱、鼓舞,与人相处愉快,则容易产生积极情绪。反之,则容易形成消极情绪。

以下是消极情绪产生的四个主要原因:

(1)生理需要得不到满足

幼儿会因为饥渴、太冷、太热、疲惫想睡而借用情绪来表达,也会因为摔跤了、生病不舒服了等用哭闹等情绪来表达疼痛和委屈。

(2)内在想法无法表达

当幼儿的想法得不到满足又无法表达时会用情绪表达困扰。如某幼儿希望老师能注意到他,但是当老师提问时他又不敢举手回答,反复多次后则开始哭泣,就是通过情绪反应表达出内心的挫折。另外,当幼儿遇到新事物无法接纳、不能适应时也会通过情绪反应表达出来。

(3)面对困境时

当遇到困境,如被同学欺负、老师批评,自己喜欢的玩具找不到了,打破了东西不知道该怎么办时,会产生伤心、难过、愤怒、害怕等情绪情感反应。当有被忽视、被拒绝或者没有做到自己想做的事情时,会产生孤单、挫折、生气的情绪情感反应。

(4)目的性情绪

当幼儿发现哭闹可以引起身边人注意并且达到自己的目的时,情绪表现就变成为了达到某个目的的行为。

二、幼儿消极情绪的应对

1. 帮助幼儿认识情绪

当幼儿出现消极情绪反应的时候,保教人员应帮助幼儿认识其当时的情绪反应,如告知幼儿他正在生气。久而久之,幼儿会知道原来自己出现这种状态是生气了。幼儿能较好地认识到自己的情绪反应,便于其做出正确的反应。

2. 理解和接纳幼儿的情绪

当幼儿产生消极情绪的时候,往往会伴随哭闹或者其他不良的行为,保教人员应首先理解并接纳幼儿的情绪,同时让幼儿感受到被爱,待幼儿情绪反应平复后,告知其哪些行为是不正确的。这样既能让幼儿意识到自己是无条件被爱的,也知道规则是必须遵守的。

3. 引导幼儿恰当表达情绪

当幼儿产生消极情绪反应时,保教人员应引导其用合适的方式将情绪表达出来,不回避和压抑情绪。如引导其通过画画、涂鸦等方式发泄情绪,但告知他们不能伤害他人、不伤害自己、不损坏财物。

4. 做幼儿积极情绪的榜样

幼儿善于观察和模仿,成人情绪稳定可以给幼儿带来安全稳定的感觉,能让幼儿在潜移默化中学习情绪情感反应的正确应对方式。

项目二

幼儿常见心理问题的认识及应对

任务1 分离焦虑的认识及应对

案例导入

婷婷,女孩,3岁,刚在1周前入读小班。婷婷每天早上入园时都会强烈哭闹,不愿与家人分离。家长看到婷婷哭闹得很凶,也不知道应该怎么做。保育老师在和家长交流过程中发现,平时婷婷就是妈妈后面的"跟屁虫"。

请思考:1. 婷婷存在什么问题?

2. 保教人员应如何应对?

任务要求

1. 掌握幼儿分离焦虑的常见表现和应对方法。
2. 了解幼儿分离焦虑的概念。
3. 能够独立且有耐心地对待分离焦虑的幼儿。

一、认识幼儿分离焦虑

1. 概念

分离焦虑指婴幼儿在与亲人分离时出现的焦虑、不安或不愉快的情绪反应,又称为离别焦虑,是一种相当常见的焦虑障碍,一般见于6岁前的幼儿,多在婴儿6~7个月时产生,2~3岁时最强烈。常表现为幼儿与依恋对象分离或将要分离时,产生的与年龄不相符的过度焦虑。

2. 常见表现

存在分离焦虑的幼儿常表现为对分离的恐惧,如与现实环境不符地担忧所依恋者的安全,尤其与主要依恋者分离或分离时感受到威胁。担忧持续不能改善且进行性加重时可表现为社会功能受损,没有主要依恋者的陪伴不能入睡,面临与主要依恋者分离时的过度反应(如发脾气、哭闹),做与分离有关的噩梦等,甚至出现腹痛、头痛、心悸等躯体症状。

二、分离焦虑的应对

1. 应对幼儿的焦虑

（1）逐步熟悉法

家长在幼儿进入托幼机构正式就读之前,可先带幼儿到将要入学的托幼机构熟悉环境和工作人员。当幼儿对新环境和即将要接触的工作人员产生了熟悉感,感受到新环境是很安全有爱的,则能大大减轻幼儿的分离焦虑。目前,有不少幼儿园推出了入园前的亲子班,就是基于这种方法。

（2）告别仪式法

当主要依恋者即将和幼儿告别时,进行一个简单而正式的告别仪式,如父母柔声但坚定地告诉幼儿"爸爸妈妈要去上班了,下午来接你,你在这里开心地玩。虽然爸爸妈妈白天不在你身边,但是我们都非常爱你,会想你的",然后挥手告别再果断快速地离开。之后幼儿可能还是会哭闹,幼儿园的工作人员需要拉着幼儿的手或将其抱在怀里轻声安慰,让幼儿知道主要依恋者是爱他的,幼儿园也是一个有爱的环境,缓解其分离焦虑。

（3）游戏亲近法

当主要依恋者离开,保教人员可以引导幼儿与其他幼儿接触、玩耍,鼓励其参与到游戏活动中来,让幼儿认识到新环境很安全有爱的。

2. 指导家长配合

（1）多与同龄幼儿接触

家长要提早有计划地带幼儿与其他同龄幼儿玩耍,鼓励幼儿与其他幼儿交往,在幼儿较熟悉的环境下尝试与主要依恋者短暂分离。

（2）培养幼儿自理能力

从幼儿1岁左右开始逐步培养其自理能力,如1岁练习用勺子吃饭;2岁左右独立吃饭、自己找便盆,并开始进行脱穿裤子的训练和指导;两岁半至3岁尽量自己完成排便。具备一定的自理能力,幼儿容易较快适应集体的课堂生活。

（3）象征转移法

指导家长在家与幼儿一起准备入园的物品或者幼儿比较喜爱的玩具,幼儿在幼儿园看到这些物品能感受到家人的爱。某些幼儿在家有自己比较固定的依恋物品,入园初期也可以带入园,以缓解分离焦虑。

任务 2 多动症的认识及应对

案例导入

　　小宏,男孩,六岁半。小宏自3岁入读幼儿园后,就成了幼儿园的"明星"孩子,很多教师和保育员甚至园长、保健医生等都认识他。因为小宏特别好动、难管,在本班级上课有时候会跑到教室外面或者其他班教室里面,玩玩具时常会将玩具损坏且容易发脾气,和其他小朋友易起冲突,有时还会打人,也常常因为玩闹时受伤而"光临"园医室。现在小宏已经上小学一年级了,上课时不能专注听讲,在座位上坐不住,书写能力差,不能很好地进行考试,让学校的老师感到非常头痛。

　　请思考:1. 小宏可能存在什么问题?

　　　　　　2. 在小宏上幼儿园的阶段,如果能早期发现他的问题,会不会对他有所帮助?

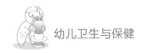

一、认识多动症

1. 概念

多动症又称注意缺陷多动障碍（Attention Deficit Hyperactivity Disorder，ADHD），是一种常见的慢性神经发育障碍，起病于童年，影响可延续至成年，以与发育水平不相称的注意缺陷和（或）多动、冲动为主要特征。我国儿童多动症患病率为 6.26%，但就诊率仅为其中的 10% 左右，与家长、社会对该病认识不足及医务人员培训不够等相关。

2. 发生多动症的高危因素

（1）遗传因素

遗传因素主要有患多动症的兄弟姐妹、父母或其他亲属。

（2）环境因素

① 母亲孕期和围生期吸烟、饮酒、感染、中毒、服药等行为，胎儿出生时窒息、低体重等；

② 过多接触铅、双酚 A 等；

③ 长期摄入较多加工肉类、比萨、零食等；

④ 父母关系不良、父母情绪不稳定或教育方式不当等。

具有以上高危因素的幼儿，保教人员应给予更多关注。对这部分幼儿进行监测，有利于多动症的早期识别。

3. 多动症的早期识别

因全社会包括家长对多动症的认识度不足，致使很多多动症患儿未被早期识别而错过治疗的时机。作为保教人员，与幼儿接触的时间是除家长外最长的，若能早期识别出多动症患儿，告知家长带其早期就医，对保证幼儿心理健康成长具有重要意义。

多动症的核心症状是注意缺陷、多动和冲动。当幼儿出现与其发育水平不相适应的注意缺陷、活动过度，同时伴有学习或社交等单一或多项功能损害，需考虑多动症可能。不同年龄阶段的多动症症状具有差异性，学龄前期幼儿主要表现为注意力易转移、过分喧闹捣乱、无法正常接受幼儿园教育、有明显攻击行为等。

知识拓展

目前常采用多动症诊断量表进行多动症的诊断，一般分为父母版、教师版。量表多涉及注意力缺陷、多动-冲动核心症状、焦虑或抑郁、学习问题等方面的内容。目前常用的有 Vanderbilt、SNAP(Swanson，Nolan and Pelham)、Conners 量表等。儿童精神科医师会根据多动症诊断量表结果，结合认知能力评估等进行多动症诊断。

二、多动症的应对

1. 多动症幼儿的应对

若幼儿被诊断为多动症,家长及保教人员需遵循医嘱,按时给幼儿服用药物或者制订具体的治疗方案。因此,保教人员应学习一些有效的管教策略来合理管理他们的行为。

当幼儿有发脾气、过于激动、打人等行为,应采用"平静中断"的方法,待他们平静下来后,以适合其年龄的方式,和其讨论刚才发生的事情,并告知其行为对其他人可能造成的伤害。而当幼儿在教学活动中表现出注意力不集中的情况,则需多与其进行眼神交流以吸引其注意力,不要强制其在整个教学活动中都坐在座位上。同时,要确保教学活动的内容和时长适合该幼儿的年龄。

2. 家校医合作

多动症幼儿需要多方面干预,病情才能有效改善,保教人员需要与医生和家长一起协作,参与到多动症幼儿的治疗工作当中去。专业医务人员应对保教人员进行有关多动症的知识教育,保教人员建立包含幼儿必要信息、简单的行为和治疗观察表格等内容报送给医院,以帮助医生对幼儿进行随访和评估。"医教结合"的联动及监测模式,在监测高危儿童、早期识别及转介多动症患儿参与治疗以及疗效监测等方面,均能起到很好的作用。

任务 3　孤独症的认识及应对

案例导入

亮亮,男孩,四岁半,目前就读中班。亮亮入园已一年多了,但是一直不怎么和其他小朋友玩耍,也不与老师交流,老师提问他问题基本上不回答,也很少参加班级的游戏。他的水杯和鞋子等的摆放一定要按照同一个方向放置,如果有其他小朋友移动了位置,他会生气并且很快将物品移回原位。他很喜欢画画,不论是在上什么课程或者小朋友们在做游戏时,他都独自一人画画,画出来的画远比班上其他小朋友画得好。

　　请思考:1. 亮亮可能存在什么问题?

　　　　　　　2. 保教人员应如何应对?

任务要求

1. 掌握孤独症的常见表现、核心症状以及应对方法。

2. 了解引发孤独症的高危因素。

3. 能够早期识别孤独症并耐心对待孤独症幼儿,能独立与孤独症幼儿的家长沟通。

一、认识孤独症

1. 概念

孤独症又称自闭症,是一类起病于 3 岁前,以社会交往障碍、沟通障碍和局限性、刻板性、重复性

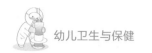

行为为主要特征的心理发育障碍,属于广泛性发育障碍中的一种。有约三分之二的患儿在出生后逐渐起病,约三分之一患儿经历了1~2年正常发育后退行性起病,男孩发病率较女孩高。

2. 引起孤独症的高危因素

（1）遗传因素

已有研究显示,某些染色体异常可能会导致孤独症的发生。

（2）感染与免疫因素

孕妇感染某些病毒与其后代患孤独症相关,如风疹病毒、巨细胞病毒、水痘-带状疱疹病毒、单纯疱疹病毒、梅毒螺旋体、弓形虫等。

（3）孕期理化因子刺激

孕妇有早孕时期服用抗癫痫药物或酗酒等情况,其后代发生孤独症的概率可增加。

3. 孤独症的早期识别

（1）社会交往障碍

婴儿期患儿表现为回避目光接触,对他人的呼唤及逗弄缺少兴趣和反应,被抱起时身体僵硬、不愿与人贴近,不观察和模仿他人的简单动作。幼儿期仍回避目光接触,且对他人的呼唤不理睬,不会通过目光和声音对其他人所指的事物注意,不依恋主要抚养者也不恐惧陌生人,缺乏与同龄幼儿交往和玩耍的兴趣,不会玩想象性和角色扮演性游戏。孤独症症状常一直延续至学龄期甚至成年期,较难建立友谊、恋爱和婚姻关系。

（2）交流障碍

孤独症幼儿在言语交流和非言语交流方面均有障碍,其中以言语交流障碍最为突出。患儿常常说话较晚,部分患儿终生不言语。患儿对言语的理解能力、言语形式及内容异常,表现为刻板重复言语、刻板模仿或延迟模仿他人说的话或是广告语,常有答非所问、语句缺乏联系、语法结构错误等。患儿语调平淡,常存在语速和节律的问题,言语组织和运用能力差。非言语交流障碍则表现为患儿常拉着别人的手伸向他想要的物品,却缺乏表情、动作及手势,不会用点头、摇头及手势等表达想法。

（3）兴趣狭窄和刻板重复的行为方式

孤独症患儿兴趣范围狭窄,感兴趣的事情常与众不同。他们常因专注于文字、数字、音乐、绘画、地图等某一种事物而表现出独特的卓越能力,部分患儿可能成为某领域的天才儿童。孤独症患儿常坚持用同一种方式做事,会反复用同一种方式玩玩具,反复画一幅画或写几个字,坚持走一条固定路线,坚持把物品放在固定位置,只吃少数几种食物等。他们还经常在日常生活规律或环境发生改变时出现烦躁不安。他们对人和动物常缺乏兴趣,但对一些非生命物品可产生强烈依恋,如果其依恋物被拿走,会出现烦躁哭闹或焦虑不安。

以上是孤独症患儿主要表现的三大核心症状,即社会交往障碍、交流障碍、兴趣狭窄和刻板重复的行为方式。除此之外,患儿还可能存在自笑、情绪不稳定、冲动攻击、自伤等行为。他们的认知发展多不平衡,表现为某方面能力超常而其他方面有学习障碍。多数患儿伴有睡眠障碍、注意障碍、过度活动、精神发育迟滞等。部分孤独症患儿因伴有注意障碍或过度活动,常被误认为是多动症患儿,但多动症患儿没有交往能力的实质性损害、刻板行为以及兴趣狭窄。

由于全社会对孤独症的认识和重视度不够,很多家长及幼儿园的工作者们都不常能发现孤独患儿并引起足够重视。而早期诊断、早期治疗是改善孤独症患儿预后最重要的手段。因此,作为保教人员,有必要熟悉孤独症的常见原因和表现,做到能早期识别孤独症患儿,提醒家长重视并配合医生尽早给患儿进行诊断和治疗。

目前孤独症常用筛查量表有孤独症行为量表（ABC）及克氏孤独症行为量表（CABS）。我国常用的诊断量表有儿童孤独症评定量表（CARS）,国外广泛使用的有孤独症诊断观察量表（ADOS-G）和孤独症诊断访谈量表修订版（ADI-R）。

二、孤独症的应对

作为保教人员,当观察到幼儿出现社交、语言等方面存在问题,或者是存在兴趣狭窄及刻板重复行为等情况时,应尽早与家长沟通,带幼儿到医院进行专业诊断。若有确诊为孤独症的幼儿,保教人员应配合医院和家长进行在园期间的一些特殊看护和应对。

目前,孤独症的治疗以教育干预为主,药物治疗为辅。针对0~6岁的患儿,应以康复训练为主,不推荐使用药物。教育干预的原则是早期长程、科学系统、个体训练、家庭参与。常用的干预方法有行为分析疗法、孤独症以及相关障碍患儿治疗教育课程、人际关系发展干预等。患儿在园期间,保教人员可配合进行一些力所能及的教育训练,如组织患儿进行一些游戏,如目光对视、捉迷藏、抛接球等;也可帮助患儿学习身体语言,如点头、要求等,给患儿进行示范,要求其模仿,每次模仿后进行及时奖励,进行反复训练。

项目三

幼儿常见行为问题的认识及应对

任务1 生物功能行为问题的认识及应对

案例导入

　　小曼，女孩，五岁半，目前就读大班。小曼近来在幼儿园睡午觉时有尿床现象，也经常睡不安稳，1个月里午睡时尿床4次。平时都是奶奶接小曼回家。教师和保育员都和奶奶进行了沟通，奶奶说小曼父母2个月前离了婚，小曼妈妈离开家之后一直没有回来看小曼，她晚上睡觉时也有尿床现象，而且也经常在睡觉过程中突发尖叫哭喊情况，奶奶也表示不知道该如何处理。

　　请思考： 1. 小曼存在什么问题？

　　　　　　2. 小曼为什么会出现这些现象？保教人员如何应对？

任务要求

　　1. 掌握遗尿症、常见儿童睡眠障碍的表现及应对方法。

　　2. 熟悉遗尿症、儿童睡眠障碍的发生原因。

　　3. 能够熟练且耐心地对待发生遗尿、睡眠障碍的幼儿，并能独立与家长沟通协作帮助幼儿应对这些问题。

一、遗尿症的认识及应对

1. 认识遗尿症

（1）概念及常见表现

遗尿症俗称尿床，指大于5岁的孩子还不能完全控制排尿，夜间常尿湿床铺，白天则有时尿湿裤子。发生遗尿的次数从1～2次/周到每夜1次，甚至一夜数次不等，可因劳累、过度兴奋或紧张、情绪波动等使症状加重。

部分遗尿症因全身性或泌尿系统疾病所引起，如尿崩症、糖尿病、智力低下、泌尿道感染等，这类遗尿症为继发性遗尿症，处理原发疾病后症状可消失。本部分主要阐述的是原发性遗尿症。原发性遗尿症指无器质性病变、因控制排尿的能力迟滞所致的遗尿症，在儿童期都较常见，男孩多于女孩。

（2）发生原因

① 遗传因素。有研究显示，30％的遗尿症患儿的父亲、20％遗尿症患儿的母亲，小时候也曾患过遗尿症，可见遗尿症有遗传倾向。

② 睡眠过深。部分幼儿常常在睡前玩得比较疲累，睡眠很深不易唤醒，如果睡前饮水较多，更易发生尿床。

③ 心理因素。处于家庭不和睦、父母离异、被虐待等环境下的孩子易出现此类问题，有些幼儿在面临紧张情绪时亦可出现。当幼儿精神好转或情绪稳定后，症状可逐步消失。

④ 膀胱功能成熟延迟。有些遗尿症幼儿平时排尿次数多，但尿量不多，易出现尿床。主要是因为膀胱储存尿液的功能成熟延迟，当膀胱内尿液很少时，就收缩排尿了。

2. 遗尿症的应对

（1）建立合理规律的生活作息

调整饮水时间，尽量睡前不要喝水及牛奶，下午 4 时以后尽量少吃西瓜、橘子、梨子等水果；幼儿的生活、饮食、起居有规律，养成午睡的习惯，避免夜间睡眠过深；临上床前排净小便，不要进行剧烈运动，不要看惊险刺激的影视片，避免睡前过度兴奋。

（2）心理支持

应给幼儿更多的安慰及鼓励，不要打骂、威胁、惩罚等，加重幼儿内心的委屈、焦虑，可能会导致遗尿现象进一步加重。

（3）行为疗法

设置日程表，家长与保教人员协作每天记录可能导致幼儿尿床的因素，如未按时睡觉、睡前过于兴奋、睡前饮水过多等。若幼儿无尿床时应给予一定的表扬和奖励。督促幼儿白天多饮水并且尽量延长 2 次排尿的间隔时间。也可告知家长注意幼儿每晚经常发生尿床的时间，提前 0.5～1 小时唤醒幼儿起床排尿，可以建立因膀胱充盈而被唤醒的条件反射，帮助幼儿自行控制排尿。针对较严重而持久的尿床，应建议家长带幼儿就医诊治。

二、儿童睡眠障碍的认识及应对

1. 认识儿童睡眠障碍

（1）概念

儿童睡眠障碍是因各种原因引起的以有效睡眠时间减少、睡眠质量下降为主的多种生理性或病理性儿童睡眠问题的总称。

（2）发生原因

有些疾病可导致幼儿发生睡眠障碍，如扁桃体炎致呼吸道不畅、大脑发育延迟、脑损伤等问题。除疾病原因外，养育方式不当、睡眠习惯不良、紧张焦虑的心理状态、环境嘈杂等因素也与睡眠障碍的发生有关。当幼儿有口渴、饥饿或过饱等情况时也可引发睡眠障碍。

（3）常见表现

儿童睡眠障碍常表现为入睡困难、失眠、睡眠不安、夜惊、梦魇、睡行症、梦话、磨牙等。

2. 认识常见睡眠障碍

（1）入睡困难

常表现为幼儿在睡觉时需要某些习惯伴随物或习惯的环境才能较快入睡，否则便入睡困难甚至哭闹，直至满足上述条件或者身体非常疲累才入睡。

（2）失眠

表现为入睡困难和维持障碍，半夜易醒且难以继续入睡，容易早醒等。

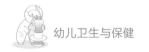

（3）睡眠不安

有些幼儿在入睡后容易惊醒、睡不踏实、易哭闹，或是入睡后撩衣蹬被、动来动去、翻来覆去等，主要是由于不良的睡眠习惯、生活习惯突然被扰乱、喂养不当致睡觉时过饱或饥饿，以及睡眠环境不舒适如过热、衣服过紧、开灯太亮等原因而导致。

（4）夜惊症

幼儿在深睡眠期突然发生尖叫或者哭喊，伴有表情惊恐、出汗等表现，发作时幼儿突然坐起、手足乱动、尖叫哭喊。发作时拒绝任何身体接触，并且很难被叫醒，一般几分钟后可自行缓解而继续入睡，常见于4～12岁儿童。发生原因与遗传、心理因素有关，如听到恐怖的事情、受到严厉批评、突然与父母分离时等易发生。性格敏感、胆小的儿童较易发生。

3. 睡眠障碍的应对

（1）养成良好的睡眠习惯

注意维持幼儿基本的作息规律，定时睡觉和起床，如果夜间睡眠时间不长，也不要在白天超时补眠。及早帮助幼儿学习自行入睡，避免长期依赖某些习惯物才能入睡。

（2）创造良好的睡眠环境

幼儿睡觉时，室内温度要适中，不要有强灯光，保持安静，内衣和被单最好用棉质，不要将幼儿包裹得太紧或盖被过多过厚，确保幼儿睡眠时呼吸通畅。

（3）心理支持

避免让幼儿听到或看到让其感觉到恐惧的东西，不要在睡前过于兴奋，不要在睡前批评幼儿造成其抑郁或是焦虑的心理。若幼儿突遭变故或是创伤等而出现睡眠障碍，因给予足够的心理安慰和陪伴，尽量减轻幼儿的恐惧、焦虑等心理。

（4）医院就诊

针对睡眠障碍严重或长期存在的幼儿以及因身体疾病所致者，应告知家长带到医院就医诊治。

任务2　运动行为问题的认识及应对

案例导入

小婷，女孩，四岁半，目前就读中班。保育老师发现小婷每天中午在幼儿园睡觉前都要双腿夹紧摩擦，直到一头大汗后才入睡。保育老师询问小婷的妈妈，小婷妈妈说从4岁开始就经常这样，现在在家晚上睡前也是这样，不知道是怎么回事。

请思考：1. 小婷可能存在什么问题？

　　　　　2. 保教人员遇到这种情况应该如何应对？

任务要求

1. 掌握吮手指、咬指甲行为的矫正方法。

2. 熟悉吮手指、咬指甲、儿童擦腿综合征的表现。

3. 熟悉儿童擦腿综合征的应对。

4. 能够独立且熟练地应对存在运动行为问题的幼儿。

一、吮手指、咬指甲行为的认识及应对

1. 认识吮手指、咬指甲行为

3~4个月的婴儿开始有生理上的吸吮要求,常常自吮手指尤其是拇指以安定自己,多在安静、寂寞、饥饿、疲乏、睡前出现,至2~3岁应逐渐减少、消失。但有部分幼儿,至年长时仍保有吮手指的习惯。还有些年长儿有不自主咬指甲和周围的表皮、各小关节侧的皮肤、衣袖、领子以及其他一些物品的表现。这多是因为心理需要未得到满足而精神紧张、恐惧焦急,或未获得父母充分的爱和关注所致。长期吮手指可影响牙齿、牙龈、下颌发育。

2. 吮手指、咬指甲行为的应对

遇到3岁以上较年长的幼儿仍有吮手指、咬指甲的行为时,首先应弄清楚造成这一行为问题的原因,有没有存在紧张、焦虑等问题。接下来,要给予幼儿理解、安慰、关怀,消除其抑郁孤独或焦虑的心境,同时分散其注意力,应鼓励幼儿建立改正不良习惯的信心。应注意,不要对幼儿打骂讽刺或采取在幼儿手指上涂抹苦药等方法。

二、儿童擦腿综合征的认识及应对

1. 认识儿童擦腿综合征

儿童擦腿综合征是指幼儿习惯性将双腿伸直交叉夹紧摩擦,女孩喜坐硬物,手按腿或下腹部,男孩则有俯卧在床上来回蹭等动作表现,多在入睡前、睡醒起来时或独自玩耍时出现,被制止会导致幼儿不满或哭闹。有人认为儿童擦腿综合征是外阴受刺激后逐渐形成的习惯,也有人认为是阴部瘙痒导致。在幼儿发生以上行为时,女孩可伴有外阴充血,男孩可出现阴茎勃起。

2. 儿童擦腿综合征的应对

目前针对儿童擦腿综合征发生的原因,意见尚不统一,治疗意见也未统一,但有一些应对措施是已经获得了公认的。此不良习惯多会随幼儿年龄增长自行好转。

① 给幼儿创设轻松愉快的生活环境,解除其心理压力,鼓励他们参加各种游戏活动。

② 保持会阴部的清洁卫生,应每日进行会阴部的清洗。年龄较小的婴幼儿不要穿开裆裤,避免感染。衣裤不要穿太紧,被褥不要裹太厚。

③ 当幼儿有发作症状时,应分散其注意力,安排一些睡前活动,待幼儿疲劳时再让其入睡,醒后让其立即穿衣起床。

任务3 社会与性格行为问题的认识及应对

案例导入

小川,男孩,4岁,目前就读中班。小川入学后一直表现很调皮,和其他小朋友相处还算和睦。就读中班以来,经常会无缘无故抢其他小朋友的玩具,在其他小朋友表示拒绝时还会打人,已经多次有小朋友在被小川欺负后向老师和保育老师哭诉。

请思考:1. 小川可能存在什么问题?

2. 保教人员应如何与小川的家长沟通?除了反映小川的情况,还需要向其家长了解些什么?

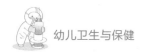

1. 掌握幼儿攻击性行为、屏气发作的常见表现以及应对方法。
2. 了解幼儿攻击性行为、屏气发作的发生原因。
3. 能够耐心地对待存在攻击性行为、屏气发作的幼儿，并能熟练地与幼儿家长进行沟通。

一、攻击性行为的认识与应对

1. 认识幼儿攻击性行为

（1）常见表现

幼儿攻击性行为是指以伤害他人为目的的行为，常表现为打人、踢人、咬人、大声骂人、抢走别人东西等行为，而且常会无缘无故出现。

（2）发生原因

幼儿期孩童进入社会性萌芽时期，同时又处于以自我为中心的阶段，在与他人交往的过程中，遇到一些事情时常不懂得用适当的语言来表达，易造成攻击性行为。很多时候，他们是通过抓人、打人、咬人、抢东西等行为来表达他们的需求或是不满。生长在不和睦家庭或嫉妒心较重的幼儿容易出现这些行为问题，他们可能是模仿成年人争吵和打架的行为，男孩发生概率大于女孩。父母过度溺爱、骄纵的幼儿也可出现攻击性行为。

2. 幼儿攻击性行为的应对

当幼儿发生攻击性行为时，应柔和但坚定地制止其不当行为，然后带幼儿到一个安静的地方，告诉幼儿刚才发生的行为是不对的，引导其自己反省并学会控制自己。在制止和告知其行为不当时，要告知其正确的处理方式，并进行正确行为的强化，如在向其他幼儿表达友好时予以表扬和奖励。

作为保教人员，绝不应在幼儿发生攻击性行为时以暴制暴，尽量避免斥责和体罚，应理解并尊重幼儿，引导他们使用适当的方式表达情绪和需求等，帮助他们更好地融入集体。

二、屏气发作

1. 认识屏气发作

（1）概念

屏气发作又称为呼吸暂停症，是指儿童在剧烈哭闹时突然出现呼吸暂停的现象。一般发生于6个月至3岁的婴幼儿，多因发脾气或需求未得到满足而发生。屏气发作与幼儿语言表达能力发育尚不成熟有关，3～4岁后，随着语言表达能力的增强，屏气发作将逐渐减少，6岁后少见。

（2）发生原因

① 发育因素。脑功能发育不完善、情绪调节能力差的幼儿，易于发生。

② 心理因素。所谓"难养型"气质的幼儿易出现这种现象。

③ 环境因素。过分的溺爱、娇宠，或是父母的焦虑，均可加大屏气发作的发生概率。

（3）常见表现

多发生在幼儿需求不满、遇到挫折或暴怒时，表现为突然情感爆发、剧烈哭叫后出现呼吸暂停，伴有口唇发绀、全身强直或四肢抽动，严重者会有短暂意识丧失，持续约0.5～1分钟。随后，幼儿呼吸恢复、全身肌肉松弛、唇指返红、意识醒转。

2. 幼儿屏气发作的应对

当遇到幼儿出现屏气发作时,应立即将幼儿平放于铺了软垫的地面,保持呼吸道通畅,避免意外受伤。一般,幼儿症状可很快自行恢复,待幼儿症状恢复后进行耐心安慰并查看有无受伤情况,过后详细了解幼儿发生屏气发作的原因。告知家长幼儿发作经过,了解幼儿在家有无发作情况以及家庭氛围、家庭教养等情况,协助家长一起寻找病因。应加强家庭教养,避免粗暴打骂或过度迁就,保持良好的家庭关系氛围。若发作频繁或持续时间较长应叮嘱家长尽快带幼儿就医。屏气发作需与癫痫相鉴别。

任务 4 语言问题的认识及应对

案例导入

小玲,女孩,五岁半,目前就读大班。小玲在入读幼儿园时就很少说话,每次想说话或者老师提问她时会表现得很紧张,且说话不流畅。有些小朋友在听她说话时会嘲笑她口吃,这样她就更难表达出自己想说的话。保育老师已经多次与嘲笑小玲说话的小朋友沟通,部分小朋友已经不再嘲笑小玲了。

请思考:1. 小玲存在什么问题?
2. 保教人员应如何应对?还需要和家长如何沟通?

任务要求

1. 掌握口吃的发生原因和应对方法。
2. 熟悉口吃的概念。
3. 能够耐心地对待存在口吃问题的幼儿,熟练地引导其正确说话。

一、认识口吃

1. 概念

口吃俗称结巴,表现为说话时有些字音难以发出、字音重复和语流阻滞等。口吃多发生于儿童,一般随着年龄的增长可逐渐改善或消失,少数延续到成年。

2. 发生原因

① 模仿。儿童期是学习和掌握语言的关键期,儿童的心理特点之一是模仿性强,当身边有其他人说话口吃,可能成为幼儿模仿的对象,逐渐形成习惯。

② 心理因素。当幼儿受惊、被斥责、被嘲笑或者家庭破裂失去至亲、进入陌生环境感到恐惧等时,也会导致口吃。

③ 发展不平衡。幼儿随着自我意识的发展,表达和表现欲望逐渐增强,但此时语言技能尚未发育成熟,幼儿的思维能力、掌握词汇和语句的局限性使得他们在表达时出现困难,常伴有说话紧张、急躁。

④ 疾病。幼儿患某些影响神经系统发育的疾病如癫痫、麻疹、百日咳、猩红热等疾病,或脑部创

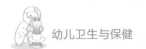

伤后,大脑皮质与语言理解甚至读数写字等功能相关的区域受损,则容易导致口吃。

二、口吃的应对

1. 预防口吃

要为幼儿营造一个轻松愉快的生活氛围,解除幼儿的紧张心理,让幼儿能心平气和地讲话。杜绝幼儿模仿口吃患者讲话,告知其模仿他人讲话是不礼貌的,而且以后自己也可能变成口吃。并且安排好幼儿的日常生活,培养良好的卫生习惯,保证日常生活的规律和足够的睡眠。不要强迫幼儿牢记各种不适应他们语言能力的长篇故事、诗歌等。

2. 改善口吃

若幼儿已形成一定程度的口吃,当其说话不流畅时,要耐心听完,不要打断或随意责骂,更不能嘲笑,而是要进行耐心教导,引导其把话讲清楚。当幼儿有时说话流畅,则要表扬并鼓励他,帮助他树立信心。

小　结

幼儿处在心理行为快速发展的阶段,他们的语言、情绪和思维发展均不成熟,多数幼儿在发育的某些阶段都会经历不同的心理、行为方面的暂时性适应不良,少部分幼儿甚至出现不同于普通同龄儿童的心理行为的偏异。保教人员需要对幼儿常见的心理行为问题有一定的认识,并能协助幼儿教师进行幼儿心理行为问题的应对。本模块从幼儿心理健康评价标准及原则、幼儿常见心理问题的应对、幼儿常见行为问题的应对等方面进行阐述,帮助学生熟悉常见幼儿心理行为问题的早期识别及应对,培养学生充满爱心、耐心地对待有心理行为问题的幼儿,同时也培养学生与家长沟通协作共同促进幼儿身心健康发展的能力。

思考与练习

一、单项选择题

1. 分离焦虑在婴幼儿6～7个月时产生,随着母婴依恋的建立同时发生,在(　　)最强烈。

    A. 1～2岁   B. 2～3岁

    C. 3～4岁   D. 4～5岁

    E. 5～6岁

2. 以下不属于儿童情绪问题的是(　　)。

    A. 焦虑症   B. 恐怖症

    C. 孤独症   D. 吮手指、咬指甲

    E. 分离依赖

3. 对亲人没有依恋之情,不能领会表情的含义,也不会表达自己的需求和情感,这是孤独症幼儿的(　　)障碍。

A. 行为　　　　　　　　　　　　B. 语言

C. 社会交往　　　　　　　　　　D. 生理

E. 情绪

4. 儿童口吃现象属于(　　)。

    A. 睡眠障碍　　　　　　　　　　B. 情绪障碍

    C. 品行障碍　　　　　　　　　　D. 生理障碍

    E. 语言障碍

5. 儿童习惯性阴部摩擦是(　　)。

    A. 品行问题　　　　　　　　　　B. 不良行为习惯

    C. 心理不健康　　　　　　　　　D. 生理疾病

    E. 遗传性疾病

6. 大部分遗尿症发生的原因是(　　)。

    A. 白天过度紧张和疲劳　　　　　B. 睡前饮水过多

    C. 没有养成良好的排尿习惯　　　D. 遗传因素

    E. 以上都是

7. 儿童在遇到不如意的事时,突然出现急剧的情绪爆发,大哭大闹之后发生呼吸暂停,这属于(　　)。

    A. 恐惧不安　　　　　　　　　　B. 屏气发作

    C. 暴怒发作　　　　　　　　　　D. 夜惊

    E. 梦魇

8. 下列属于幼儿心理卫生问题的是(　　)。

    A. 脚气病　　　　　　　　　　　B. 佝偻病

    C. 孤独症　　　　　　　　　　　D. 夜盲症

    E. 呆小症

9. 下列影响幼儿心理健康因素中属于社会性因素的是(　　)。

    A. 托幼机构　　　　　　　　　　B. 动机

    C. 遗传因素　　　　　　　　　　D. 情绪

    E. 情感

10. 下列例子中,可以初步判断幼儿存在心理行为问题的是(　　)。

    A. 3岁幼儿彤彤,妈妈反映她这个时期不像以前听话了,经常和父母作对

    B. 4岁男孩小军,因为觉得饿了,偷吃了妈妈放在冰箱里的小蛋糕,但是撒谎说自己没吃

    C. 小光准备上小学了,还会经常尿床

    D. 小希这个月转到了新幼儿园,到了新幼儿园后没有以前爱说话了

    E. 小平这个月开始上小班,每天早上跟奶奶分离时会哭泣,已经连续3天了

二、判断题

1. 生理的缺陷会引起儿童心理活动的不正常。　　　　　　　　　　　　　　　(　　)

2. 健康就是指体格健壮而已。　　　　　　　　　　　　　　　　　　　　　　(　　)

3. 联合国世界卫生组织宣言中指出,健康是指身体、心理和社会适应的健全状态,而只是没有疾病。　　　　　　　　　　　　　　　　　　　　　　　　　　　　　　(　　)

4. 口吃的发生大多是发音器官或神经系统有缺陷。　　　　　　　　　　　　　(　　)

5. 多动症的症状可随年龄的增长逐渐消失,所以不用进行矫治。　　　　　　　(　　)

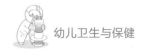

三、简答题

1. 幼儿心理健康的一般标准有哪些?

2. 发生多动症的高危因素有哪些?

3. 幼儿发生攻击性行为的表现和原因是什么? 如何应对?

四、实训任务

1. 某幼儿园小班教师和保育员发现班内有3个幼儿与其他幼儿相比行为上存在一些异常,导致比较难教育。

   考核一:判断幼儿存在心理卫生问题的原则和标准是什么?

   考核二:导致幼儿发生心理卫生问题的常见原因有哪些?

2. 幼儿园中班小朋友小泽,入园就表现为好动,上课不能很好地坐在座位上,总是在整个教室走动,课间更是喜欢跑动和与其他小朋友打闹。当小朋友学习背古诗词或是唱歌时,小泽因无法集中很少能学会,也时常因为跑动太快而受伤。

   考核一:你认为小泽存在什么问题? 如果遇到小泽和同学打闹,应如何应对?

   考核二:应如何与小泽的父母沟通?

3. 幼儿园大班小朋友小阳,最近总是不能好好午睡。小阳入睡很困难,经常比其他小朋友晚半个多小时才入睡,睡着后有时候会突然转醒并哭闹,有时还会尿床。幼儿园班级教师和保育员都分别和其家长进行过沟通。以前小阳的爸爸和妈妈会轮流来接他,但最近只见到爸爸或者奶奶来接,而且提到小阳睡眠不佳的情况时家长态度不太好。

   考核一:你认为小阳存在什么问题? 应如何应对?

   考核二:应如何与小阳的家长进行沟通?

模块七

幼儿常用护理急救技术及灾害救护

 模块导读

　　幼儿活泼好动,同时机体免疫力较成年人低下,易出现各种疾病状态或创伤,常见的表现有发热、皮肤软组织损伤、头部外伤、烧烫伤、急性出血,甚至心跳呼吸骤停或气道异物堵塞等紧急状况,这就需要保教人员能尽早发现并尽快做出应对,让幼儿能够在第一时间得到有效的救治。另外,我国是自然灾害高发的国家,当地震、火灾等自然灾害发生时,正确组织幼儿进行避难以及进行有效救护是每位幼儿保教人员需要掌握的技能。

　　本模块主要阐述常用的幼儿护理急救技术及自然灾害的救护,通过案例呈现、理论及操作视频观看等帮助学生掌握常用幼儿护理方法和常见幼儿急症、意外伤害的表现及应对,以及常见自然灾害的救护知识。要求学生在理论学习的基础上进行实操训练,完成本模块学习后能独立且熟练地应对幼儿常见疾病状态和常见急症、意外伤害及常见自然灾害。

 学习目标

1. 掌握幼儿常用护理及急救技术的实施。
2. 熟悉幼儿常用护理及急救技术适用情境。
3. 熟悉常见自然灾害的避难组织和正确救护。
4. 能独立且熟练地应对幼儿常见疾病状态和常见急症、意外伤害。
5. 能独立或协助幼儿教师进行常见自然灾害教育。
6. 树立对幼儿健康的高度责任感和严谨的工作态度,爱护幼儿。

 内容结构

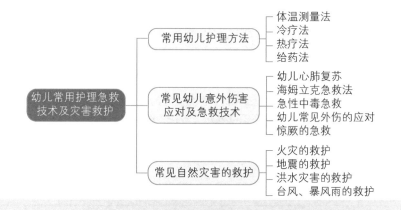

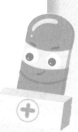

项目一

常用幼儿护理方法

任务1 体温测量法

案例导入

小小,4岁,中班小朋友。今天早上来园时精神不太好,上课时表现疲倦。幼儿园开始派发午餐,保育老师见小小不肯进食,立即查看其情况。保育老师见小小面色发红,用手背粗测体温较高,拿出腋温计给小小进行体温测量,体温计读数38.5℃。

任务要求

1. 熟悉幼儿发热时的常见表现,能够做到及时发现异常。

2. 了解常用测温方法,掌握腋温测量法及体温计读数,能够独立给幼儿进行腋温测量并准确读数。

一、幼儿发热常见表现

发热最主要的表现是体温升高,也常常合并有皮肤潮红、精神疲倦、胃纳减退等表现。因幼儿不善表达,有时常表现为无故哭闹或精神萎靡不振。大多数幼儿发热常常为急性上呼吸道感染或消化系统感染等疾病所致,故常伴有鼻塞、流涕、咳嗽、咽痛等,或者有拒食、恶心、呕吐、腹泻等合并症。若发现幼儿出现上述表现,保教人员应立即给幼儿进行体温测量,根据体温情况采取相应措施。

二、常用体温测量方法

常用的体温测量方法包括口测法、肛测法及腋测法。其中口测法不适用于幼儿,肛测法可用于不能配合腋测法的婴幼儿。因腋测法方便、安全,且不易发生交叉感染,故为最常用的体温测量方法。三种体温测量方法的正常参考值具体如表7-1-1所示。

表7-1-1 三种体温测量方法的正常参照值

体温测量方法	正常参考值
口测法	36.3~37.2℃
肛测法	36.5~37.7℃
腋测法	36.0~37.0℃

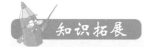

口测法是将消毒好的体温计头端置于患者舌下,并嘱其紧闭口唇,5分钟后读数,其结果较为可靠,但不适用于婴幼儿及神志不清者。使用肛测法时,被检查者取侧卧位,将肛门体温计的头端涂润滑剂,再缓慢插入肛门(深度约为体温计长度的一半),5分钟后读数,其结果稳定,最接近人体的核心体温,一般较口测法高0.3~0.5℃,多用于不能配合腋测法的婴幼儿及神志不清者。腋测法是最常用、最简便安全的测温方法。

三、腋温测量法及读数

1. 腋温测量方法与步骤

① 取已消毒干燥的腋温计,检查体温计是否完好、汞柱是否在35℃以下;

② 测温前需安静休息10分钟以上,保持腋窝干燥;

③ 将体温计头端置于幼儿腋窝处,帮助其上臂夹紧体温计,10分钟后读数。

2. 体温计读数

测量好体温后,将温度计横向放置眼前,注意有标尺和刻度的一侧朝向自己,视线与温度计平行,然后慢慢转动温度计,可以看到一条银色的细线,细线顶端在哪个刻度就是多少度(见图7-1-1)。在转动体温计时,不要用手触碰水银端,否则将影响温度测量的准确性。若发现体温计移位或者因时间不够导致读数过低等情况时,须重新测量,这时须重新计算时间。

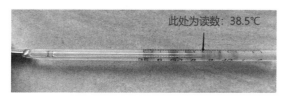

图7-1-1　体温计的读数

任务2　冷　疗　法

案例导入

小思,三岁半,小班小朋友。今早入园后精神不佳,进食午餐时胃口差,并且出现恶心、想吐,测量体温38.8℃。保教人员查看孩子面色和皮肤潮红,呼吸稍快。

请思考:1. 保教人员应如何给幼儿退热?

2. 当体温超过多少时应该给幼儿进行退热处理?

任务要求

1. 掌握冷疗法的适应证及处理方法,能独立给患者进行冷疗。

2. 熟悉幼儿常用冷疗法的种类。

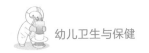

一、概述

当腋温超过 38℃或者肛温超过 38.5℃时,幼儿会出现不舒适感,需要采取一些物理降温的方法。冷疗法是用低于幼儿温度的物质作用于幼儿的局部或全身,用以达到退热、消炎、止痛、止血等作用的方法。

二、局部冷疗法

1. 冰袋

冰袋适用于幼儿发热或局部关节、软组织等出现发炎肿痛时,可起到降温、消炎、消肿、止痛等目的。保教人员从冰箱内取出冰袋,用毛巾包裹冰袋,外敷于发热幼儿的前额或大动脉部位,如腋窝下、双侧腹股沟等处。注意随时更换毛巾防止因冰袋融化造成毛巾过湿,勿长时间放置在同一个部位,避免阻碍血液循环。

2. 冷湿敷

因较易获取且安全,幼儿园多采用冷湿敷给幼儿退热或消肿止痛,常用于降温及早期扭伤、挫伤的消肿、止痛。可将小毛巾折叠数层,置于凉水中浸湿,拧至半干敷在额头,5~10 分钟更换一次。

三、全身冷疗法

1. 温水擦浴

适用于腋温超过 38℃的发热幼儿。将小毛巾在温水(水温 32~34℃)中浸湿,拧至半干后缠于手上。先脱去幼儿一侧上衣,露出一侧上肢,下面垫好大毛巾,以离心方向轻轻拍拭上肢,从颈部侧面、上臂外侧直至手背,再从侧胸经腋窝沿上臂内侧经肘窝至手掌心。穿上该侧上衣,以同样的顺序拍拭对侧。再协助幼儿侧卧,露出背部,分上、中、下三部分纵向拍拭背部,最后以离心方向拍拭下肢。

需要注意的是,胸腹部不要擦拭,出疹的孩子发热时不要用擦浴。安全擦浴过程不要超过 20 分钟,避免幼儿着凉。擦浴后 30 分钟再次测量体温并做好记录。

2. 乙醇擦浴

适用于高热或者超高热的幼儿降温。一般准备 25%～35%的乙醇,将小毛巾浸湿,拧至半干后缠于手上,按照上述温水擦浴的顺序给发热幼儿进行拍拭。因可能出现酒精过敏、易出现体温反弹、可能致乙醇中毒等原因,乙醇擦浴的方法逐渐少用于幼儿退热。

任务 3　热　疗　法

案例导入

　　小波,男,4 岁 3 个月,中班小朋友。今天进食午餐后觉腹痛,捂着肚子表情痛苦,排黄色稀烂便一次,排便后觉得腹痛有所缓解,但仍间断哭诉腹痛。保育老师取出热水袋准备给小波热疗。

　　请思考:1. 热水袋应如何正确使用?

　　　　　　2. 幼儿使用热水袋有哪些注意事项?

1. 掌握热疗法的适应证及处理方法,能独立给患者进行热疗。
2. 熟悉幼儿常用热疗法的种类。

一、概述

热疗法是利用高于人体温度的物质作用于机体的局部或全身,用以促进血液循环、缓解疲劳、消炎、解痉止痛等。常用的热疗法有干热疗法和湿热疗法。

二、干热疗法

干热疗法主要包括热水袋和烤灯两种。热水袋主要用于保暖、解痉、止痛,烤灯则具有消炎、消肿、解痉、镇痛、促进组织代谢、改善局部组织营养状况的作用。幼儿常有外伤后局部肿胀或是肠道痉挛腹痛等现象,热水袋的使用安全方便,是常用的干热疗法。外伤后肿胀应于48小时后使用热疗法进行处理。

1. 热水袋的使用方法

取出热水袋后需先检查热水袋有无破损、漏气;准备好热水,最好使用水温计测量水温,幼儿使用热水袋一般水温应调节在50℃以内;旋开盖子,放平热水袋,一手持热水袋口边缘,另一只手向袋内灌水,灌至50%～75%满即可;再将热水袋逐渐放平、驱出袋内空气,旋紧塞子;最后须擦干热水袋外壁水渍,将其倒提并轻轻抖动,确保无漏水后装入布套内(见图7-1-2)。然后使用热水袋贴在需进行热疗的部位,使得幼儿感觉温暖、舒适即可。

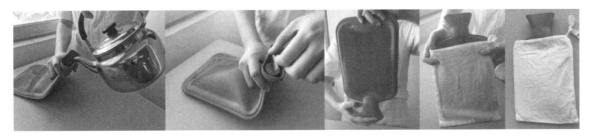

图 7-1-2　热水袋的使用方法

2. 热水袋使用的注意事项

① 使用前须检查热水袋情况,确保其能正常使用;

② 幼儿使用热水袋,水温须严格把控,多调节在50℃以内,防止烫伤;

③ 装水不能过满,避免热水袋膨胀变硬;

④ 尽量多地排出空气,以防影响热传导;

⑤ 塞好盖子后切记要倒置轻抖,确保无漏水;

⑥ 使用热水袋时间不宜过长,须持续使用时应每30分钟检查一次水温,及时更换热水;

⑦ 使用过程中,经常观察热敷部位皮肤颜色和幼儿反应,如果出现皮肤潮红、疼痛,应立即停止。

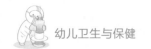

三、湿热疗法

湿热疗法包括有热湿敷法、热水坐浴、水浸泡法等,其中幼儿常用到的是热湿敷法,主要目的是解痉、消炎、消肿、镇痛。

1. 热湿敷法的使用方法

协助幼儿取舒适卧位或坐位,暴露治疗部位。取薄纱布(略大于进行热湿敷的部位),浸入热水中,双手各执一把钳子,将纱布拧至不滴水,再将纱布敷于患处。纱布外可加盖塑料薄膜或毛巾,每3～5分钟更换一次敷布,及时更换盆内热水,治疗时间约15～20分钟。若有凡士林,可粘在纱布上进行外敷,可减缓热传导、防止烫伤及保持热效。

2. 热湿敷法的注意事项

① 热水水温应调节在 50～60℃,最好使用水温度计,谨防烫伤。

② 如果患处有伤口,应执行无菌操作,加热生理盐水或灭菌注射用水,置于无菌弯盘中,使用无菌钳及无菌敷料等。建议处理伤口时,应在幼儿园卫生室交由校医进行专业无菌操作,避免无菌操作不规范而导致感染。

③ 热湿敷过程中,应随时与幼儿交流并检查敷料的温度和局部皮肤的颜色,每3～5分钟更换一次敷料,维持适当温度。

任务4　给　药　法

案例导入

小凯,五岁半,大班小朋友。5天前因发热请假,入医院儿科就诊,经诊治后热退。今已退热3天,医生建议可以回园上学,但须带药在园规律服用。家长今早用塑料袋装好两种药物带回园,需要幼儿园工作人员喂服,分别是"阿奇霉素干混悬剂""小儿止咳糖浆"。

请思考:1. 应如何喂服上述药物?

2. 给幼儿喂服药物的注意事项有哪些?

任务要求

1. 掌握各种幼儿常用给药方法的操作,能独立完成幼儿给药。

2. 熟悉幼儿常用给药途径。

一、喂药

口服给药是最常用的给药方法,对患儿身心的不良影响小,且简便易行。一般常需要喂服的药物有液体药、固体药及油剂药物。

1. 各种类型药物的喂药法

(1)液体药

小于5岁的幼儿,可用药杯喂服液体药,通常有糖浆、混悬剂、水剂或冲剂,也可将药片研碎加少量水喂服。喂药前先摇匀药液,然后用量杯或有刻度的吸管取出适量药液,用小勺从幼儿嘴角处顺口颊方向慢慢倒入,将小勺留在口中,待药液咽下后拿开小勺,可防止幼儿将药液吐出。

（2）固体药

大于 5 岁的幼儿,可服用片剂或药丸等固体药物。保教人员应协助将药片或者药丸置于幼儿舌根以利于吞咽,可以鼓励和训练幼儿自己吞咽。

（3）油剂药物

须用干净的剪刀剪去胶囊尾端,将油剂挤入幼儿口中,也可将油剂滴在掰开的小块饼干、馒头、面包或蛋糕上让幼儿服用。

2. 喂药的注意事项

① 喂药前须核对药名及用量,查看药品的保质期,一定要在药品保质期内喂服。

② 大部分药物不能混于奶中或主食哺喂,以免幼儿因药物的苦味产生条件反射而拒绝进食,给药前仔细查看药品说明书。给药前应用坚定的语气以及幼儿能听懂的语言解释服药目的,给药后及时表扬幼儿。不可以欺骗幼儿,如将药物当成糖果,以免导致幼儿不信任甚至造成误服。

③ 在喂药过程中,若幼儿出现恶心应立即暂停喂药,轻拍其背部或分散其注意力,待症状好转后再喂药,防止呛咳或误吸。若出现呕吐应将幼儿的头转向一侧,避免误吸入气管。

二、外用药

外用药物以软膏为多,也有水剂、悬浮剂、粉剂、膏剂等。幼儿常用的有外涂软膏及滴眼药水、耳药水等。

1. 外涂软膏

使用前将手及幼儿患部洗净,挤出软膏轻轻涂抹,不要搓揉,除非是为了治疗皮肤干燥或促进血液循环。若挤出过多的药品,不要再放回容器。没有医师或药师指示,不可包覆患部。

2. 滴眼药水和（或）涂眼药膏

使用眼部药物前先洗手,若需同时使用眼药水及眼药膏,要先用药水再用药膏,两药相隔3～5分钟,悬浮液用前要振摇均匀。令幼儿头略后仰,眼向上看,将下眼睑往下拉开,再滴入药水或压送约 0.5 cm 的药膏。滴入眼药水后令幼儿闭上眼睛 2～3 分钟。为防止药水流入鼻泪管进入喉咙,可按压眼内角一会儿。多余的药膏可用面纸擦掉,不要与别人共享眼药。

如果幼儿一只眼有炎症,另一只眼也须预防性滴药。两眼都需滴眼药水时,先滴预防性滴药的眼或病情较轻的眼,之后再滴有病或者病情较重的一只眼。

若需滴几种不同的眼药水,可先滴一种眼药,间隔 20～30 分钟后,再滴另一种眼药。

为避免幼儿不配合而导致眼药水外溢,可在幼儿睡觉时滴眼药。眼药膏最好在临睡前涂,涂完后让幼儿闭上眼睛睡觉,使药膏更好地被吸收。

3. 滴鼻药水

令幼儿躺在床上头向后仰,或者坐位背靠椅背头向后仰,使头和身体呈直角,然后向双鼻孔各滴 1～2 滴药液。滴药后仍保持头向后仰 1～2 分钟再起身,可避免药水流入喉部而吞咽或呛咳。

4. 滴耳药水

最好令幼儿躺下,由助手固定其头部,操作者左手拉外耳,右手持药瓶将药液滴入耳中,随后轻轻按摩耳前的耳屏位置,使药液顺利滑入耳道。经耳道给药时,须注意正确的拉耳方法:3 岁以下幼

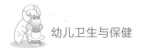

儿须将耳垂往下往后拉;3岁以上的幼儿则往上往后轻拉。滴耳药水后,最好让幼儿保持侧卧 10～15 分钟,保证疗效。

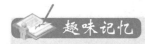

　　滴药液前三查看:一查看药名和浓度;二查看有无沉淀物、絮状物,有否变色,如果出现变色或者有沉淀物的药液不能使用,但混悬液原本就为液体和固体的混合物;三查看药瓶上的生产日期或有效期,应在有效期内使用。

项目二

常见幼儿意外伤害应对及急救技术

任务 1　幼儿心肺复苏

案例导入

小云,四岁半,中班小朋友。今天中班进行户外活动,过程中小云突然倒地,无抽搐及口吐白沫等。班级老师及保育老师立即上前查看,发现面色及嘴唇发紫,呼叫小云无意识。

　　请思考: 1. 如何判断小云的脉搏、心跳、呼吸?

　　　　　　　2. 如何进行现场急救?

　　　　　　　3. 幼儿园工作人员如何协调好现场秩序,以确保其他幼儿的安全?

任务要求

1. 掌握幼儿心肺复苏的程序,能独立或与他人配合完成幼儿心肺复苏程序。
2. 熟悉幼儿心跳呼吸骤停的常见原因及表现。
3. 能在抢救过程中体现人文关怀。

一、概述

微课

心肺复苏(Cardio Pulmonary Resuscitation,CPR)指在心跳呼吸骤停的情况下所采取的一系列急救措施,使心脏、肺脏恢复正常功能,以维持生命。

幼儿心肺复苏

二、幼儿心跳呼吸骤停的识别

1. 常见原因

幼儿心跳呼吸骤停的常见原因有肺炎、窒息、溺水、气管异物、中毒等。

2. 常见表现

一般在心脏停搏时心音消失,大动脉(桡动脉、颈动脉、股动脉)搏动消失;停搏8～12秒后即出现突然昏迷,常有一过性抽搐;心脏停搏30～40秒后呼吸停止,面色发紫,此时瞳孔开始扩大,对光反射消失。

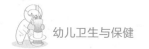

三、幼儿心肺复苏

对于心跳呼吸骤停,现场抢救最为重要,强调黄金 4 分钟,即在 4 分钟内进行基础生命支持,包括迅速评估和启动急救医疗服务系统并且立刻实施心肺复苏。CPR 程序包括 C——胸外心脏按压、A——开放气道、B——建立呼吸。儿童的 CPR 程序顺序与成人相同,为 C→A→B(见图 7-2-1)。

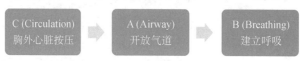

图 7-2-1　心肺复苏的步骤

1. 胸外心脏按压(C)

将心跳呼吸骤停的幼儿平放于硬板上,根据幼儿体型采用单手或双手按压胸骨下二分之一处(中指位于两乳头连线中点),按压幅度至少为胸部前后径的三分之一(幼儿约 5 cm),频率至少100 次/分,用力按压和快速按压,保证胸廓充分回弹,按压时需保持连续性,减少中断(见图 7-2-2、图 7-2-3)。小于 1 岁的婴儿采用双指按压法,位于乳头连线下,按压深度约 4 cm(见图 7-2-4)。

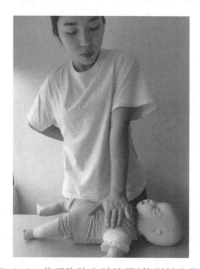

图 7-2-2　单手胸外心脏按压(体型较小婴儿)

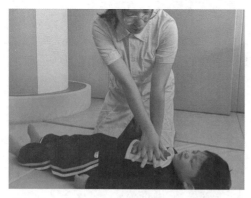

图 7-2-3　双手胸外心脏按压(体型较大幼儿)

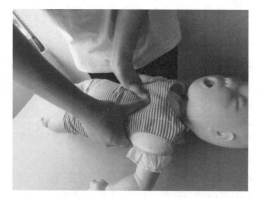

图 7-2-4　胸外心脏按压(婴儿)

2. 开放气道(A)

开放气道主要是清除口、咽、鼻腔内分泌物、异物或呕吐物。可采用仰头抬颏法开放气道,即一只手的手掌外侧缘置于幼儿前额,另一只手的食指和中指放在下颏将下颌骨上提,使得下颌角与耳垂的连线和地面垂直,保持幼儿下颌角与耳垂连线和地面成 60°(见图 7-2-5)。对于怀疑有颈椎损伤者,应使用托颌法打开气道(见图 7-2-6)。保育老师将双手放置于幼儿头部两侧,握住两侧下颌角向上托下颌,使头部朝后仰,下颌角与耳垂连线和地面也成 60°。

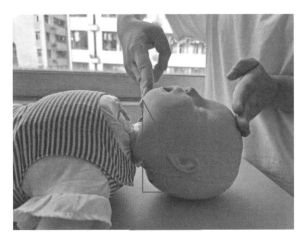 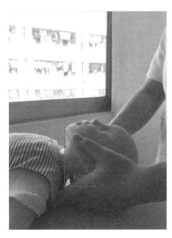

图 7-2-5　仰头抬颏法　　　　　　　　　　　图 7-2-6　托颌法

3. 建立呼吸(B)

现场急救时采用口对口人工呼吸法,最好用干净纱布隔开。如果有条件者可用辅助呼吸的方法,如球囊-面罩通气,一般幼儿选择容积为 450~500 ml 的自膨胀气囊,输入空气或氧气,采用 E-C 通气手法进行通气(见图 7-2-7)。过程中须注意幼儿胸廓起伏情况,了解辅助通气的效果。

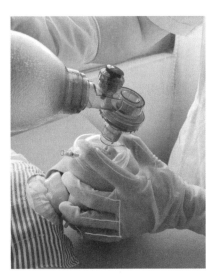

图 7-2-7　E-C 通气手法

当幼儿突发抽搐或昏迷,须立即予以平卧,在旁呼叫并拍打其肩膀确定幼儿意识状态。查看颈动脉(气管正中部旁开两指,至胸锁乳突肌前缘凹陷处)有无搏动及幼儿有无自主呼吸,检查时间约 10 秒钟。若发现脉搏停止或不能判断且幼儿无自主呼吸,应立即启动 CPR 程序。

单人进行心肺复苏时胸外按压与人工呼吸比例为 30∶2,双人进行时比例为 15∶2,呼吸频率 8~10 次/分。应连续进行 5 个循环,再查看心肺复苏有无效果。心肺复苏若有效,可见幼儿口唇及甲床颜色由青紫转为红润,出现自主呼吸,大动脉搏动可触及,扩大的瞳孔缩小至正常,对光反射恢复。若复苏效果可,幼儿转醒,应帮幼儿穿好衣服,等待医护人员到达后送医进一步检查和治疗。

在幼儿发生心跳呼吸骤停时,除需尽早进行基础生命支持之外,急救流程应包括症状识别、组织抢救、通知家长、及时送医等。在过程中,呼叫幼儿园其他工作人员拨打 120 及组织其他幼儿有序离

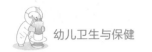

开,避免出现混乱干扰急救程序。

任务 2　海姆立克急救法

案例导入

　　小军,五岁半,大班小朋友。家长给小军带了两颗硬质糖果,玩耍时小军含在口里,在与同学追逐的过程中突发咳嗽、喘憋,咳嗽声音弱而无力,双手紧贴住颈前咽喉部,表情痛苦,很快面色青紫、口唇发绀。

　　请思考:1. 小军发生了什么情况?

　　　　　　2. 如何进行现场急救?

任务要求

　　1. 掌握各种海姆立克急救法进行气道异物梗阻的急救,能独立完成急救过程。

　　2. 熟悉气道异物梗阻的常见原因和表现。

　　3. 在急救过程中体现人文关怀。

一、概述

　　幼儿发生气道异物阻塞属于急症,可引起窒息死亡。异物进入呼吸道后,大的异物堵塞在气道口,小的异物则易嵌在支气管。严重的气道梗阻时,幼儿因缺氧很快出现发绀,如超过 4 分钟就会危及生命,超过 10 分钟则损伤很难恢复甚至死亡。

二、气道异物梗阻的识别

　　早期识别气道异物梗阻是抢救成功的关键。

1. 常见原因

　　幼儿会厌软骨发育不成熟、反射功能差,且常有饮食时嬉闹或口含异物等习惯,易出现气道异物梗阻的情况。导致气道异物梗阻的常见异物有果冻、糖果、话梅、瓜子、纽扣、花生等,也曾见过樱桃核致幼儿气道梗阻窒息死亡的报道。

2. 常见表现

　　气道在部分或完全梗阻后,幼儿常会突发呛咳、声音嘶哑、呼吸困难、发绀等。

　　(1)特殊表现

　　异物进入气道时幼儿会觉极度不适,从而出现手呈"V"状紧贴于颈前咽喉部,面部表情极度痛苦,哭闹声小。

　　(2)气道部分阻塞

　　幼儿出现咳嗽、喘憋,咳嗽声弱而无力,有时呈张口吸气,可在吸气时听到高调的"鸡鸣音"或"犬吠声",面色呈青紫,口唇发绀。

（3）气道完全阻塞

幼儿突发气急,无法发音说话,不能咳嗽、无法呼吸,面色发绀,若处理不及时,数分钟即可出现意识丧失、心跳骤停而死亡。

三、海姆立克急救法

气道异物梗阻发病突然,病情危重,短时间即可危及生命,急救的原则是立即解除气道梗阻,保持呼吸道的通畅。现在常用的急救方法是海姆立克急救法,即腹部手拳冲击法,主要适用于1~8岁儿童及成人。

若幼儿意识清晰,取立位或坐位,急救者单膝跪于或站于患儿身后,用双臂环抱其腰部,让幼儿向前弯腰、头部前倾。急救者一手握空心拳,拳眼置于患儿腹正中线脐上2横指处,另一只手紧握该拳压紧腹部,用力快速向内、向上冲压4~6次,人工造成幼儿咳嗽,驱出异物。对于无意识的幼儿,应该将其放置于仰卧位,头向后仰,开放气道。急救者骑跨在幼儿的髋部,一手掌根部置于腹正中线脐上2横指处,另一只手放于该手手背上,双手掌根重叠,快速向内、向上用力向腹部冲击4~6次,直至异物被驱出(见图7-2-8)。

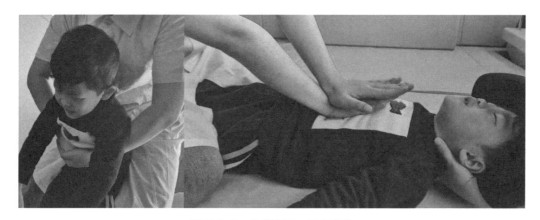

图7-2-8　儿童海姆立克急救法

针对1岁以内婴儿,则可以将其抱起来,一只手轻握住婴儿颧骨两侧,手臂贴着婴儿前胸,让其脸部朝下,救护人在婴儿背部拍1~5次,并观察婴儿有无将异物吐出。若无效,还可将婴儿反转过来,救护人一手托住其后颈部,让其躺于救护人大腿上,头部位置略低于足部,救护人以中指或食指放在婴儿上腹部向内向上反复冲击压迫,致异物排出(见图7-2-9)。

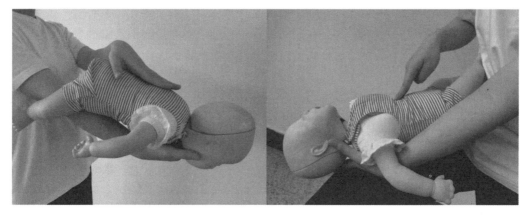

图7-2-9　婴儿海姆立克急救法

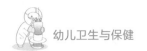

采取海姆立克急救法进行气道异物梗阻急救时,切勿偏移用力的方向,避免损伤肝、脾等内脏器官。对于阻塞程度较轻、意识清醒且能配合的幼儿,鼓励其自主咳嗽,因自主咳嗽所产生的气流压力比人工咳嗽高,效果比较好。而遇到气道异物梗阻程度严重的幼儿,应在进行现场急救的同时尽快呼叫120送医急救。

任务3　急性中毒急救

案例导入

小明,4岁,中班小朋友。今天早上在家吃过早餐后来园。上午入园后精神不佳,上第一节课时不能集中精神。课间开始哭闹,保育老师立即安抚小明并查看小明的情况,幼儿呼吸较急促,哭着说肚子痛,呕吐2次,总是流口水、皮肤出汗多,测脉搏52次/分。保育老师立即致电幼儿家长,得知幼儿早上在家进食了家长朋友送来的野生蘑菇。

请思考:1. 小明最可能发生了什么问题?

2. 保教人员该如何处理?

任务要求

1. 能识别幼儿中毒,并能独立完成幼儿急性中毒时的急救。
2. 熟悉幼儿常见中毒的原因。

一、幼儿常见中毒原因

幼儿年幼无知,缺乏生活经验,对接触的物品有无毒性没有很好的辨别力,故易出现中毒情况。常见的幼儿中毒有以下途径及因素。

1. 食物中毒

食物中毒指摄入了含有生物性、化学性等有毒有害物质的食品后出现的急性、亚急性疾病,此种途径导致的中毒最常见。

(1) 细菌性食物中毒

这是食物中毒中最常见的一类,多是在幼儿进食了被细菌或细菌毒素污染的食物而引起的急性感染。常见的致病菌有沙门菌、副溶血性弧菌、葡萄球菌、致病性大肠埃希菌等。

(2) 化学性食物中毒

常见的有有机磷中毒、亚硝酸盐中毒、鼠药中毒。腐烂蔬菜及放置过久的煮熟蔬菜、腌肉制品等都含有亚硝酸盐。化学性食物中毒发病快、潜伏期短、病死率高。

(3) 真菌性食物中毒

霉变食品中含有真菌,如霉变甘蔗、玉米以及腐烂的水果等。由于大多数真菌毒素通常不会被高温破坏,所以真菌污染的食物经高温蒸煮后仍有可能导致中毒。

(4) 植物性食物中毒

常因误食有毒植物或有毒的植物种子,或烹调加工方法不当而引起。导致中毒的植物中,有些含有剧毒,如毒蕈,俗称毒蘑菇。有些经处理以后可用于药物或食品,如白果、杏仁、桃仁等。日常生活中,还有一些常见的食物,如果烹调方法不当也可造成中毒,如四季豆只有在加热至100℃以上、彻底煮熟才无毒;食入发芽的马铃薯也可导致中毒。

(5)动物性食物中毒

主要发生在进食了有毒的动物性食品后出现,如食入河豚、鱼胆等。幼儿园较少发生此类中毒。

2. 皮肤接触中毒

儿童皮肤较薄,表面脂质较多,接触脂溶性的毒物时易于吸收而中毒,如有机磷、苯类。另外,接触腐蚀性毒物,如强酸、强碱等物品,也易引起皮肤黏膜发生糜烂、溃疡等损害。有机磷主要存在于农药中,幼儿在幼儿园内较少接触到,但误涂杀虫剂进行驱蚊的事情也时有发生。苯类物质在生活中主要用在油漆装潢、工艺品制作等方面。幼儿在制作工艺品或者玩玩具的过程中,若接触了大量含苯的化学物质,可能造成急性或慢性苯中毒。但因现代玩具和儿童手工艺品用漆都比较注重使用环保材质,因此发生此类中毒的概率不大。

3. 吸入中毒

幼儿常见的吸入中毒是一氧化碳(CO)中毒。生活中的一氧化碳中毒常发生在通风不良、家庭用煤气炉、燃气热水器等所产生的一氧化碳及煤气泄漏时,长时间在密闭空调车内滞留也可能发生。一氧化碳经呼吸道吸入进入血液系统后,与血红蛋白(Hb)结合形成碳氧血红蛋白(COHb)。碳氧血红蛋白不仅不能携带氧,而且还影响氧和血红蛋白的解离,引起组织缺氧。

二、幼儿几种常见中毒的识别

1. 食物中毒的识别

幼儿进食了被细菌或细菌毒素污染的食物后可出现细菌性食物中毒,这是食物中毒最常见的一种。主要表现为腹痛、呕吐、腹泻,常伴有发热、全身酸痛、乏力等。

发芽马铃薯或未成熟、青紫皮的马铃薯含龙葵素增高数倍甚至数十倍,食用后可出现恶心、呕吐、腹痛、腹泻等胃肠道症状,还可出现头晕、头痛、呼吸困难等。

进食了没有充分加热、彻底熟透的四季豆会发生中毒,主要为胃肠炎症状,有恶心、呕吐、腹泻、腹痛、头痛等。

若进食了过多的腌制食品或过期食品,可能导致亚硝酸盐中毒,主要表现为心慌气短、恶心呕吐、呼吸困难、嘴唇发紫。

进食毒蘑菇后所致的毒蕈碱中毒则与有机磷农药中毒表现类似,可出现胸闷、气短、呼吸困难,恶心、呕吐、腹痛、腹泻,流口水、皮肤大汗,流涕等,同时出现瞳孔缩小、脉搏减慢。

真菌性食物中毒常发生在进食了霉变的花生、玉米等食物后,先有胃肠道症状,如上腹不适、恶心、呕吐、腹胀、腹痛、厌食,以后依各种真菌毒素的不同作用,发生肝、肾、神经、血液等系统的损害而出现相应症状。

2. 接触性中毒的识别

若因误涂了杀虫剂用于防蚊虫,幼儿可能出现有机磷农药中毒,可出现胸闷、气短、呼吸困难,恶心、呕吐、腹痛、腹泻,流口水、皮肤大汗,流涕等,伴有瞳孔缩小、脉搏减慢。

幼儿在玩玩具的过程中过多地接触了含苯的涂料,可出现头痛、眩晕、耳鸣、复视、步态蹒跚、酩酊感、嗜睡,严重的有抽搐、昏迷、呼吸中枢麻痹、谵妄、幻觉等表现。

3. 一氧化碳中毒的识别

一氧化碳中毒的主要表现有意识障碍、抽搐、震颤、呕吐等,口唇黏膜呈樱桃红色。

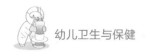

三、幼儿常见中毒急救

中毒急救的原则是立即终止接触毒物、清除未吸收毒物、促进已吸收毒物排出、应用特效解毒剂（见图 7-2-10）。急性中毒往往发病急骤、进展迅速，须争分夺秒进行急救。保教人员在遇到幼儿中毒情况时，除针对已中毒幼儿正确地进行急救，同时还应迅速对中毒原因进行识别，判断其他幼儿有无中毒可能，有组织地进行其他幼儿的疏散和妥善处理。

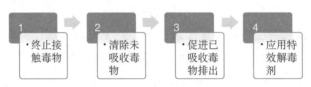

图 7-2-10　急性中毒的急救流程

1. 终止接触毒物

对于吸入性中毒的幼儿，应迅速将其搬离有毒环境，移到空气清新的安全地方，解开幼儿领口衣扣；对于接触性中毒的幼儿，应立即将其撤离中毒现场，脱去被毒物污染的衣服，用可隔离的布料等除去沾在皮肤黏膜上的肉眼可见的毒物。

2. 清除未吸收毒物

（1）食物中毒的急救

对于神志清醒能配合的幼儿，可用压舌板或手指刺激舌根诱发呕吐，呕吐后给予适量温水喝下，再进行催吐。但对于误服了强酸、强碱及其他腐蚀性毒物中毒的幼儿，不能进行催吐。针对已出现意识障碍的幼儿，应尽快送医，送医后医生会根据中毒幼儿情况给予洗胃、导泻、灌肠等处理。

（2）接触性中毒的急救

立即用大量清水冲洗接触部位的皮肤、毛发、指甲等。清洗时切忌用热水或以擦洗的方式，避免促进局部血液循环而加速毒物的吸收。若眼部接触毒物，应用大量清水或生理盐水冲洗，切忌使用药物，以免发生化学反应损伤角膜、结膜。皮肤接触了强酸、强碱或其他腐蚀性毒物，应用大量清水冲洗 15～30 分钟，有条件的话可用相应的中和剂或解毒剂冲洗。

3. 促进已吸收毒物排出

这部分处理一般是送医救治后医护人员进行的，包括利尿、血液净化以及针对一氧化碳中毒时的吸氧、高压氧治疗等。

4. 应用特效解毒剂

特效解毒剂一般也是送医后医护人员使用的，但幼儿园的保育人员也应具备关于常见中毒特效解毒药的常识。常用的特效解毒剂见表 7-2-1。

表 7-2-1　常用的特效解毒剂

常见中毒	特效解毒剂
铅中毒	依地酸钙钠
亚硝酸盐、苯胺中毒	亚甲蓝
有机磷杀虫药中毒	碘解磷定或氯解磷定
阿片类麻醉药中毒	纳洛酮
苯二氮卓类药物中毒	氟马西尼

任务 4　幼儿常见外伤的应对

案例导入

　　小杰,男孩,5 岁,中班小朋友,活泼好动。一天,在幼儿园与同学追逐时摔倒在地,右侧额头、右膝关节着地,幼儿哭闹,想爬起来但不能站立。保育老师见到立即将其扶起坐好。右额部见一大小约 1 cm×2 cm 的血肿,无明显皮肤破损及出血,右膝关节有一面积约 2 cm×3 cm 大小的皮肤破损,有出血,无活动受限。小杰哭诉右脚不能活动,保育老师查看其右踝关节,局部肿胀,活动受限。

　　请思考: 1. 小杰的右前额、右膝关节、右踝关节分别发生了什么问题?

　　　　　　2. 应该如何应对?

任务要求

　　1. 掌握皮肤擦伤、皮肤烫伤、急性出血、四肢骨折、关节扭伤、头部血肿等各种幼儿常见外伤的应对方式。

　　2. 熟悉幼儿常见外伤的特点及主要类型。

　　3. 能独立完成皮肤损伤处理、紧急止血、骨折临时固定、关节扭伤及头部血肿处理等的操作。

　　4. 操作过程中能体现出人文关怀。

一、概述

　　幼儿活泼好动、充满好奇心,使得他们在活动中极易摔倒、碰伤,导致皮肤外伤、扭伤、骨折、出血、头部血肿等外伤。因男孩生性更顽皮好动、探究欲更强、情感上更易冲动,所以发生意外伤害的概率明显高于女孩,因此要加强对男孩意外伤害的预防工作。

　　为了预防幼儿外伤,需清除幼儿园内房屋、场地、玩教具的不安全因素。拐角、器械边缘要圆滑,墙面要进行软处理。大型玩具的造型要适合幼儿年龄特点,并每周检查一次,若发现隐患立即停止使用,及时修复。教师组织户外活动时要随时观察每个幼儿。幼儿使用的日常设施要稳固,桌椅板凳等不能有毛刺。暖水瓶、开水壶、热饭菜、热汤等,以及剪刀、刀片、针具等锐利物品要放置在幼儿接触不到的地方。经常对幼儿进行安全教育,增强其安全意识。

二、皮肤擦伤的应对

　　幼儿外伤中,皮肤擦伤是非常常见的。对于那些较浅、面积较小的伤口,可用碘伏外涂伤口周围的皮肤,用无菌纱布包扎好,或外贴轻薄透气的创可贴。如伤口无肿痛感染,2 天后可用酒精棉球再消毒伤口一次。如果擦伤面积较大,且沾有无法自行清洗掉的沙粒、污物,或受伤部位在脸部等较重要部位,建议立即带幼儿就医。对于大而深的伤口,应立即带幼儿入医院外科进行清创处理,并注射破伤风抗毒素及破伤风类毒素。

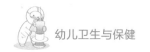

三、皮肤烫伤的应对

幼儿发生烫伤时,不要惊慌,也不要急于脱掉贴身衣服,而应立即用冷水冲洗,等局部温度冷却后才小心地脱去贴身衣物。冷水冲洗可止痛、减少渗出和肿胀,从而避免或减少水疱形成。当贴身衣服是化纤材质时,易与伤口粘在一起,此时应先用剪刀剪开,小心脱下衣服,避免撕破烫伤的皮肤。之后用冷水持续冲洗或浸泡伤口,时间约 20～30 分钟,以停止冲洗时不感到疼痛为度。面部烫伤可用冷湿敷法。注意水温一般在 20℃左右,切忌用冰水,避免皮肤冻伤。经过冷疗后,将创面拭干,用无菌纱布外敷伤口,尽量不要弄破水疱。民间常传在烫伤部位涂抹麻油、酱油、牙膏、肥皂、草灰等方法,均不可采用,可能导致伤口感染。也不要外涂龙胆紫、红汞等有颜色的药物。若烫伤面积大,应在进行简易冷疗后,尽快送至医院就医。

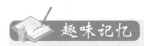趣味记忆

皮肤烫伤应对:冲→脱→冷→盖→送。

四、急性出血的应对

幼儿常因切割、碰撞等原因导致出血,需根据出血部位、出血速度等采取不同的紧急止血措施。常用的紧急止血方法有直接压迫止血法、加压包扎止血法、止血带止血法、指压止血法等。

1. 直接压迫止血法

此方法适用于较为浅表的划伤或擦伤,是最直接、快速、有效、安全的止血方法,故最常使用。在止血前,应查看幼儿伤口内有无异物,如果有表浅的小异物需取出,如有较多沙粒,需尽快送医进行清创处理。若伤口内无异物或异物已取出,就可将干净的纱布块或手帕(或其他干净布料)覆盖伤口,用手直接持续压迫约 5 分钟,再用碘伏涂抹消毒,最后予灭菌纱布或创可贴覆盖伤口。

2. 加压包扎止血法

毛细血管或静脉出血,出血速度相对较快,可予以加压包扎止血法。可用消毒纱布、干净毛巾、棉布等干净布料,折叠至比伤口稍大的垫子盖住伤口,注意敷料应超过伤口周边至少 3 cm,再用绷带(或三角巾)环绕敷料加压包扎。包扎后需定时查看幼儿肢体末端血液循环,避免包扎过紧过久影响血液循环(见图 7-2-11)。

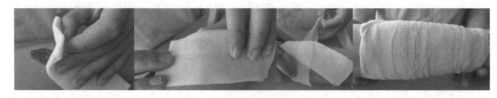

图 7-2-11　加压包扎止血法

3. 止血带止血法

此法适用于四肢大血管出血,尤其是动脉出血,可见到出血速度非常快。常用的止血带有橡皮管、绷带等,上止血带之前应先抬高伤肢。看准出血点,在止血带与皮肤间垫上垫子,将止血带扎在伤口的近心端。需注意止血带的松紧度,以摸不到远端的脉搏为宜。每隔半小时左右放松止血带,待出血停止后松掉止血带。一定要注意定时放松止血带,若长时间扎住,可造成组织坏死。若无专

业止血带,可就地取材,利用三角巾、围巾、领带、衣服、床单等作为布带止血带。因上述布带止血带无弹性,止血效果不佳,若扎得过紧又易造成肢体损伤或缺血坏死,因此,尽可能短期使用。当幼儿出现四肢大血管出血的情况,在进行紧急处理后应尽快送医。

4. 指压止血法

当遇到四肢动、静脉出血时,可用手指或手掌用力按压出血血管的近心端,以达到暂时止血的目的,不适用于长时间止血。

五、四肢骨折的应对

幼儿活泼好动,且身体的稳定性、平衡性较差,易发生骨折。一般表现为骨折部位疼痛、肿胀、瘀青及功能障碍,同时可能有畸形、异常活动、骨擦音等体征。

骨折时疼痛剧烈,幼儿可能会出现剧烈哭闹及恐惧,此时应耐心安慰,且协助将幼儿放置平卧,尽量保证患肢制动。因幼儿哭闹剧烈,不要给幼儿进食或饮水。

处理骨折应遵循几条原则:不冲洗、不回送、不敷药、不牵拉。即发生骨折时,不要进行冲洗,不要将突出伤口外的断骨塞回伤口内以免感染,不在伤口处敷药,也不能牵拉骨折两端试图把变形或弯曲的肢体弄直。

对于任何骨折,最早的处置是肢体制动。制动的主要目的是减轻疼痛,其次是可防止不稳定的骨折端损伤神经血管。

将受伤幼儿平躺,不能随意搬动。检查好受伤部位后,找一个坚实的固定物对骨折的部位进行固定。材料可用绷带、棉垫、木夹板等,也可就地取材用树枝、竹竿、木棍、纸板、书卷、雨伞等代用品进行固定。固定夹板与肢体之间要加棉垫、衣片等衬垫,防止皮肤受压损伤。

常用的固定方法有如下四种:

1. 肱骨(上臂)骨折固定法

需将固定物放在伤肢外侧,自肩峰固定至肘尖,用绷带或布条缠绕固定,注意留出指尖观察血运情况,然后用三角巾把前臂悬吊在胸前。

2. 尺、桡骨(前臂)骨折固定法

固定物长度需超过肘关节至手掌长度,放在伤肢外侧,以绷带或布条缠绕固定,需留出指尖观察血运情况,然后用三角巾把前臂悬吊在胸前(见图 7-2-12)。手部固定可采用手部"8"字包扎法(见图 7-2-13)。

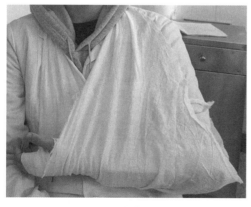
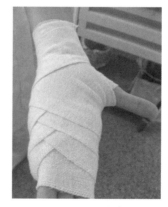

图 7-2-12　前臂骨折固定法　　　　图 7-2-13　手部"8"字包扎法

3. 股骨(大腿)骨折固定法

幼儿仰卧,伸直伤腿。用长度不等的两块长条形夹板分别放在伤腿内外两侧,内侧夹板长度稍

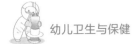

长过大腿根部至足跟,外侧夹板应长过腋窝至足跟,并将健肢靠近伤肢,双下肢并列、对齐后进行固定。关节处及空隙部位需放置衬垫,先用布带或三角巾将骨折两端固定好,再固定腋下、腰部、膝关节、踝关节等处,足部须用三角巾行"8"字包扎法固定。"8"字包扎法是将布带或三角巾环绕足背交叉,再经足底中部回至足背,在两足背间打结。须留出趾端观察血运情况。若现场没有长木板或木棍等固定物,可利用健肢进行固定。在两膝、两踝及两腿间隙垫好衬垫,用三角巾、布带等自健侧肢体膝下、踝下穿入将双下肢固定在一起,取四条分别固定好骨折上下两端、小腿、踝部(固定带的结打在健侧肢体外侧),足部行"8"字包扎法固定(见图7-2-14)。

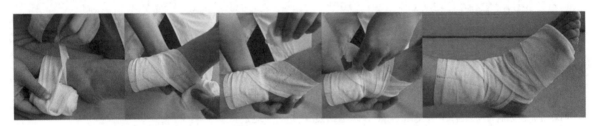

图7-2-14 足部"8"字包扎法

4. 胫腓骨(小腿)骨折固定法

幼儿平卧,伤腿伸直。取两块长度不等的木板分别在内外侧固定受伤的小腿。内侧板从大腿根内侧过足跟,外侧板从伤侧髋关节过足跟。关节处及空隙部位放置衬垫,用固定带分别固定骨折上下两端、髋部、大腿,足部行"8"字包扎法固定。留出趾端观察血运情况。小腿骨折时,断端易刺破小腿前方皮肤,造成骨外露,因此在骨折处要加厚垫保护。小腿骨折固定时切忌过紧。

闭合性骨折时断骨没有突出于皮肤,局部肿胀明显者应予以冷疗。如果是开放性骨折,伤口出血较多,应先行止血、包扎,再固定骨折肢体,去除掉伤口表面的异物,再进行固定。尽量不要用止血带,使用不当可能造成肢体坏死而导致截肢。经过紧急应对后应立即送医治疗。

六、关节扭伤的应对

幼儿生性活泼好动,在追跑中常发生关节扭伤。关节扭伤一般会出现明显疼痛,且在幼儿哭闹时可加重。受损的关节会迅速出现肿胀,伴有活动受限及肌肉痉挛。新发关节扭伤时,应将幼儿患处垫高,采用冷疗法并轻压患处以减轻肿胀,避免患处活动。在受伤后48小时内,不可以对患部做热敷。一般在1~2天后可轻轻按摩患部促进血液循环而使肿胀消退,48小时后可用热敷促进消肿。若幼儿恢复力较好,待肿胀与疼痛减轻,患肢可以做些轻微活动。

七、头皮血肿的应对

幼儿在活动过程中极易出现头部撞伤或摔伤的情况,从而出现头皮血肿。若遇到幼儿发生头部碰撞或摔伤,应立即将幼儿平放在安全舒适的地方,查看幼儿四肢及全身损伤情况,安抚幼儿情绪。当发现有头皮血肿时,评估血肿部位、大小,有无伤口活动性出血等。如果头皮血肿较小,24小时内应进行冷疗法,用冰袋进行冷敷或湿毛巾进行冷湿敷。敷在血肿处,每次不超过20分钟,每日可进行多次冷敷,间隔时间1~2小时。在冷敷过程中,应注意观察局部皮肤的变化,避免局部皮肤出现青紫、麻木及冻伤等情况。待24~48小时后,可进行热疗,包括干热敷法或者湿热敷法。每次热敷20~30分钟,每日敷3~4次。

注意,若幼儿头皮血肿较大,应立即送医治疗。医生会在严格无菌操作下进行血肿穿刺抽积血,再进行加压包扎处理。

头部受伤可能伤及颅脑,所以需要观察幼儿的意识状况、生命体征和瞳孔变化等,警惕是否有颅内血肿、脑震荡或者脑挫伤的现象。如若幼儿出现恶心、呕吐,或者烦躁、意识障碍等情况,须考虑颅脑损伤,应尽快送医急救。

任务5 惊厥的急救

案例导入

小红,4岁3个月,中班小朋友。今天早上家长送来园时精神就不太好,之后觉发冷,测体温39.5℃。保育老师将幼儿带至医务室,并电话告知家长幼儿现在有发热,家长表示工作忙,需要迟点来接。在医务室,小红出现全身肌肉抽动、眼球上翻。

请思考:1. 小红发生了什么问题?
2. 应如何进行急救?

任务要求

1. 熟悉惊厥的常见原因及惊厥发作的主要表现。
2. 掌握惊厥发作时的急救,能独立完成惊厥发作的识别及急救。

一、惊厥的常见原因

大约有4%的儿童在15岁以前至少发作过1次惊厥,近一半为高热惊厥。惊厥发作可见于脑膜炎、脑炎等颅内感染性疾病,也有各种感染导致的高热惊厥以及癫痫、急性中毒等原因。高热惊厥常见于6个月至5岁的儿童。

二、惊厥发作的主要表现

惊厥发作的主要表现为突发的全身性或局部肌群强直或阵挛性抽动,轻者表现为眼球上翻、四肢略有抽动;重者不省人事、两眼紧闭或半开,眼球上翻或斜凝视,牙关紧闭、口吐白沫、口角抽动、口唇发紫、面部及四肢甚至全身肌肉强直,每次发作大多持续约数秒钟或几分钟,然后多进入昏睡状态。严重者可持续十几分钟或者反复发作。

三、幼儿惊厥发作的急救

当发现幼儿惊厥发作时,应立即将幼儿平卧,有呕吐时需侧卧位,解开幼儿衣领。移开周围可能伤害幼儿的物品,用压舌板或筷子裹上纱布或手绢置于上下牙之间,以防咬伤舌头。切忌移动幼儿或强力按压及约束肢体,也不能将物品直接塞入幼儿口中或者强力撬开紧闭的牙关。一般惊厥发作5分钟内可自行停止,若不能自行缓解者,应尽快送医。

因幼儿发生惊厥最常见的原因是高热,所以如果有幼儿体温升高超过38.5℃,须按照前面所述冷疗法进行物理降温,最好尽快告知家长送医诊治,避免出现高热惊厥。

项目三

常见自然灾害的救护

我国是世界上自然灾害最多的国家之一,地震、火灾、洪水、台风等都时有发生。幼儿的年龄和身心发展特点决定了他们很难意识到自然灾害所带来的生命威胁,更不懂得发生灾害时有效逃生自救的方法。因此,托幼机构做好常见自然灾害教育是具有重要意义的,能培养幼儿的灾害意识、帮助其学会自救技能,同时能培养幼儿勇敢互助的良好品质。

任务 1 火 灾 的 救 护

案例导入

2001 年 6 月,江西某幼儿园因保育老师在床边过道上点蚊香引燃搭在床架上的棉被导致火灾,造成 13 名幼儿死亡,1 人轻伤。

请思考:1. 如果发生火灾,应该如何进行应急疏散?
　　　　　2. 托幼机构如何进行火灾防范?

任务要求

1. 掌握托幼机构火灾防范措施。
2. 掌握火灾报警方式及紧急疏散、现场救护原则。
3. 了解火灾发生和致死的常见原因。
4. 能熟练地进行初起火灾扑救及组织幼儿正确避险、疏散及救护。
5. 能协助幼儿教师开展火灾安全教育活动。

一、火灾的常识

1. 托幼机构火灾发生的常见原因

导致托幼机构火灾的主要原因是易燃物多。托幼机构课室、睡室很多都用可燃材料装饰,柜子、桌椅、木床、床上用具、玩具等可燃物品多,易导致火灾发生。有些托幼机构冬天用炭火取暖,夏天燃蚊香等,也是引发火灾的常见原因。

托幼机构的幼儿年龄小、缺乏对危险及危害的认识能力和应对能力,且体力较差、易惊慌,一旦发生火灾,安全疏散难度大。

2. 火灾致死的常见原因

① 烧烫伤:火焰或热气流损伤大面积皮肤,从而引起各种并发症甚至死亡;

② 缺氧:燃烧时所处空间的氧气被大量消耗,人会因缺氧而致死亡;

③ 有毒气体:主要为一氧化碳,吸入后会导致一氧化碳中毒而死亡;

④ 吸入热气:如果在火灾中受到火焰的直接烘烤,人会因吸入高温热气而导致气管炎症和肺水肿,重者会窒息死亡。

3. 如何报警

我国统一的火警报警电话为119,急救电话为120。托幼机构应教会幼儿熟记报警电话和培训其拨打电话的方法。报警时需讲清楚详细地址、起火部位、着火物质以及火势大小,还要告知报警人的姓名及电话号码。报警后派专人到路口迎接消防车。报警后不要关机,以便随时与消防部门保持联系。

目前,我国全面使用火灾自动报警系统。根据现行《建筑设计防火规范》的有关规定,大、中型幼儿园应设置火灾自动报警系统以及自动灭火系统,并宜采用自动喷水灭火系统。按照《托儿所、幼儿园建筑设计规范》(JGJ39—2016)的相关规定,设置 4 个及以上班级的托儿所、5 个及以上班级的幼儿园为中至大型托儿所或幼儿园。中大型托幼机构安装火灾自动报警系统能起到早期报警、及时处理火灾的作用。

二、托幼机构火灾应对

1. 火灾的应急疏散

（1）立即报警

发现火灾立即报警,须立即拨打119报警,同时通知上级领导及相关人员赶赴火灾现场。

（2）扑救初起火灾

火灾在初起阶段,燃烧面积不大、火焰不高、辐射热不强,火势发展也比较缓慢,如发现及时、方法得当,用较少的人力和简单的灭火器材就能很快地将火扑灭,这是扑灭火灾的最佳时机。目前托幼机构都会根据面积等因素按比例设置消防栓和灭火器材,常用的是手提式 ABC 类干粉灭火器。若遇到初起火灾,在报警的同时,要分秒必争、抓紧时间,力争把火灾消灭在初起阶段。手提式干粉灭火器使用步骤可见图 7-3-1。

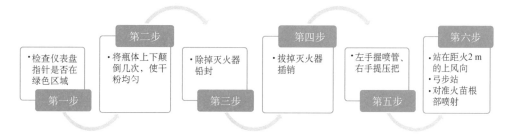

图 7-3-1　手提式干粉灭火器使用步骤

（3）有序组织疏散

① 当遇到火灾无法扑灭或火势较大且有蔓延可能时,应立即报警。迅速切断房间和楼道内的分电路电源,关闭通风管道和门窗,打开排烟阀门。

② 根据火灾演习预案,循消防疏散示意图有序组织幼儿紧急疏散,注意稳定幼儿情绪,勿造成恐慌。

③ 疏散必须走楼梯,不能乘电梯。

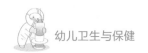

④ 疏散过程中,嘱咐幼儿不要喊叫、争抢或打闹,用湿毛巾等捂住口鼻,压低身体弯腰或爬行,可避免吸入过多飘在空气上层的烟气。

⑤ 成功疏散到安全区域后,应及时清点人数,报告领导。对已经逃出的幼儿进行伤情检查,并进行相应的现场救护或送医治疗。

2. 火灾中的自救原则与逃生禁忌

(1) 火灾中的自救原则

① 受到火势直接威胁时,应立即披上浸湿的棉被、毯子或衣服等。

② 逃生过程中,不要大声喊叫,应用湿毛巾、手帕或者衣服捂住口鼻。

③ 寻找最佳路线、逆火源风向、选择安全出口逃生,平时就应熟记幼儿园的消防疏散示意图。

④ 身上一旦着火,千万不要用手拍打或者是奔跑,应立即设法脱掉着火的衣服,或者就地打滚、压灭火苗。

⑤ 若火势太大,安全通道被堵,可以找一处没有着火的房间躲避。用湿毛巾塞住门缝,防止浓烟流进室内。开窗通风,同时呼叫并等待救援。

(2) 火灾中的逃生禁忌

① 忌惊慌失措、大喊大叫。

② 不要因贪恋资产,携带大量物品逃生。

③ 切忌乘坐电梯逃生。

④ 不要随意奔跑、盲目往下,要逆风向、循安全通道逃生,必要时可避至楼顶等待救援。

⑤ 不要盲目跳楼逃生。

3. 火灾的现场救护

(1) 窒息者的紧急救护

火灾中,有85%丧生人员的死因是吸入性损伤,其中大部分是吸入了烟尘或有毒气体导致窒息死亡。

① 迅速将伤员抬到空气流通的地方,远离火源。

② 伤员脱离现场后,如果存在意识障碍而呼吸正常时,应帮助其采取复原卧位(见图7-3-2)。先解开伤者的衣服、裤带,去枕侧卧。头部稍向后仰保持气道通畅,居于上方的手垫于脸颊下面,居于上方的腿屈髋、屈膝,均呈直角。此卧位可防止舌后坠、阻塞呼吸道,减少异物吸入气管的危险。冬天时,要注意伤员保暖。

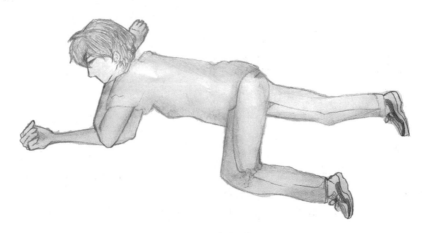

图 7-3-2 复原卧位

（2）烧烫伤者的紧急救护

参照本模块项目二任务4中的"皮肤烫伤的应对"部分的内容进行处理。

三、托幼机构火灾防范

1. 安全防范措施

① 幼儿园应定期进行安全检查,严格遵守用电制度,及时更换老化电线,严禁私自乱接电线或擅自变动电源设备。园内各区域在人员离开时应切断所有电源。

② 定期清理堆放的杂物及其他易燃物品。

③ 不准携带易燃易爆和危险化学品进入幼儿园。

④ 不准使用"热得快"、电热毯等高危电器。

⑤ 不准使用酒精炉、煤油炉、煤炉等燃器具。

⑥ 不准占用和堵塞疏散通道。

⑦ 不得人为损坏灭火器具和消防设施。

2. 托幼机构火灾应急预案制订

托幼机构的主体是幼儿,对于危险的识别和应对能力都较差,易惊慌失措。为了保护托幼机构师生员工人身、财产和公共财产安全,提高工作人员的灭火战术、技术水平和快速应对能力,及时有效地扑灭初起火灾、迅速疏散人员,将危害控制在最小范围、将损失减少到最低限度,所有托幼机构都应制订本园所的火灾应急预案,并定期进行全员演练。应急预案应包括组织机构主要成员设置及火灾应急处置程序、报警程序、扑救初起火灾的程序培训、现场救护工作预演、安全防护措施、灾后原因调查等相关环节的设置。

任务 2　地 震 的 救 护

案例导入

2008年5月12日,四川汶川大地震发生,此次地震是中华人民共和国成立以来破坏力最大、继唐山大地震后伤亡最惨重的一次,共造成近七万人死亡,三十余万人受伤,近两万人失踪。经过分析,群众应对地震能力差,不会寻找适合避难的地方是一个重要原因。今天幼儿园组织孩子们进行自然灾害救护的安全教育,给他们观看了有关汶川地震的视频。

请思考:1. 如果发生地震,可选择哪些避震区域?

2. 保教人员及幼儿应如何正确求救?

任务要求

1. 掌握地震发生时的现场救护。

2. 熟悉地震前兆及避险原则。

3. 能熟练地组织幼儿正确避险、疏散。

4. 能协助幼儿教师开展地震安全教育活动。

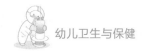

一、常见地震前兆

我国处在环太平洋地震带和欧亚地震带之间,是世界上地震灾害最严重的国家之一。地震的发生不能阻止,目前也做不到百分之百预估,正确识别地震前兆能为有效避险和救护提供宝贵的时间。

常见的地震前兆有井水陡涨陡落、变色变味、翻花冒泡,温泉水温突然变化,动物的习性异常等。其中动物异常是地震前兆的常见现象,如老鼠白天成群出洞、鱼儿频繁跃出水面、狗乱叫、鸭子不肯下水、鸟儿惊飞不回巢、猪不肯吃食等。另外,地震前还可见植物大面积枯萎或异常繁茂、天气异常闷热、地下发出犹如炮响雷鸣等异常声响、地面出现缓慢晃动、地面出现鼓包和裂缝等。

二、地震避险原则

1. 识别地震波

地震波是指从震源产生的向四周辐射的弹性波,分为纵波(P波)、横波(S波)、面波(L波)。最先到达震中的是纵波,使地面发生上下振动,破坏性较弱。第二个到达震中的是横波,使地面发生前后、左右抖动,破坏性较强。纵波与横波在地表相遇后激发产生的混合波为面波,它的波长大、振幅强,沿地表面传播,可造成建筑物强烈破坏。因此,如果能尽早识别最早到达而破坏性较弱的纵波,即感到地面上下颠簸就迅速做出判断,则可尽早进行避险。

2. 寻找掩体躲避

应选用大而坚实的物体做掩体,如沙发、柜子旁边或者狭小的空间如卫生间。不要躲在床板下,可以躲在床脚边。沙发、柜子、桌脚、床脚等物体较坚固,墙体和房梁倒下后能与之形成一个三角空间,躲在此空间的人或许能生还。可采取俯卧或蹲下的方式躲避,用书包或坐垫等物体护住头部。躲在桌脚旁时,将一个胳膊弯起来保护眼睛,另一只手用力抓紧桌脚。在墙角或墙边躲避时,应将脸朝下、头近墙,两只胳膊在额前交叉,左右手互握,前额枕在臂上,闭上眼睛和嘴,用鼻子呼吸。

3. 紧急疏散原则

① 保持镇定、切勿惊慌失措,尽快躲避到安全地点。

② 在室外者,切不可跑进建筑物中避险,室外避险要避开高大建筑物、桥梁下、悬崖边、广告牌、窄巷、大烟囱、水塔、高压电线等,不要靠近有玻璃的地方。保教人员应将幼儿集中到操场空旷场地蹲下,找准时机将幼儿疏散到安全地点。

③ 在室内者,若在一楼紧连操场的班级,可指导靠门的幼儿迅速跑到操场躲避,中间及后排的幼儿立即就近躲避。帮助幼儿寻找掩体躲避,注意远离窗户和危险物体,保护好头部。正发生房屋倒塌,应待在找寻到的掩体处持续躲避,千万不要移动,等到地震停止后再组织幼儿有序撤离,无法撤离时留在原地等待救援。

④ 待警报解除后,保教人员与活动室外疏散引导人员密切配合,按照紧急撤离路线组织幼儿快速、有序、安全地撤离到室外安全地点。疏散过程中,指导幼儿统一靠楼梯右侧行走,不能推搡、冲撞;楼梯只下不上,且不能停留;不准捡拾物品,防止踩踏;行走时稍弯腰,将枕头、书本等放在头上;不要说话、喊叫等;工作人员分别在前后组织幼儿。

⑤ 到达疏散集合地点后,及时清点班级幼儿人数,安抚幼儿情绪,将本班幼儿情况上报。若有

幼儿发生意外伤害,及时进行现场救护,必要时送医院救治。

图 7-3-3 呈现了地震时紧急疏散的五步流程。

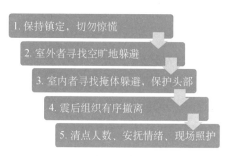

1. 保持镇定,切勿惊慌
2. 室外者寻找空旷地躲避
3. 室内者寻找掩体躲避,保护头部
4. 震后组织有序撤离
5. 清点人数、安抚情绪、现场照护

图 7-3-3 地震时紧急疏散流程

4. 地震中的自救原则

① 震后被埋压者,应沉着冷静,想办法与外界取得联系,可采用石块敲击物体、金属、墙壁等方式发出求救信号。

② 设法将手脚挣脱出来,如果受压严重,则不要强行用力,避免出现二次受伤。尽量清除头颈部及胸腹部的压物,用毛巾或衣服等捂住口鼻,防止烟尘呛入气道引起窒息。

③ 不要持续大声呼喊,保存体力。如有一定活动空间,设法寻找食物和水,等待救援。

三、地震现场救护

地震现场的救护注意以下七点:

① 现场救护原则:先救多,后救少;先救近,后救远;先救易,后救难。

② 进行救护前应先确定被困人员位置,要根据房屋结构、地震时刻等特点,通过仔细询问和倾听来进行确定。

③ 救护时不要破坏支撑物,保护被埋压者的空间不被覆压。

④ 救护时要先暴露被救者头部,清除口鼻尘土,再将胸腹部和身体其他部位露出,切忌强行拖拽。

⑤ 救出被埋者后,迅速判断伤情,按照灾害现场救护原则迅速进行伤情判断,及时处理外伤。

⑥ 一时无法救出时,想办法将食物、水、药品等递给被埋者使用,以帮助其延长生命,争取救援时间。

⑦ 救护过程中要注意自身安全,注意余震。

四、地震前的准备

① 幼儿园课室物品摆放应注意下重上轻,桌面、柜子上面尽量少放体积大、较重的物品,不能存放易燃、易爆物品。

② 不随意占道摆放物品,保持周围道路的通畅,防止堵塞人员疏散通道。

③ 有条件的幼儿园可在每间课室准备地震应急包,在发生地震时及之后,可以利用应急包内物品获得减损、求生、等待救援、与外部联系等。地震应急包内一般包含有逃生绳、应急高频哨、手电筒、打火机、口罩、创伤急救药品、水和食物等。

④ 幼儿园所有工作人员应熟悉周围环境、了解避难场所,应定期组织全员及幼儿进行紧急避险、撤离与疏散的演练活动。

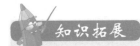

知识拓展

现场伤情评估及救护原则

一、现场伤情评估

1. 确认是否有致命伤(大出血、呼吸道梗阻等)→头、胸、腹伤情评估→骨盆、下肢、脊柱伤情评估。

2. 头胸腹部伤情评估应在2～3分钟内完成,评估顺序见图7-3-4。

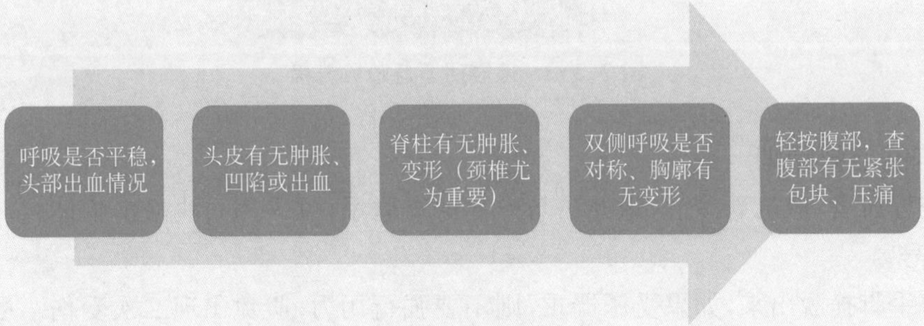

| 呼吸是否平稳,头部出血情况 | 头皮有无肿胀、凹陷或出血 | 脊柱有无肿胀、变形（颈椎尤为重要） | 双侧呼吸是否对称、胸廓有无变形 | 轻按腹部,查腹部有无紧张包块、压痛 |

图7-3-4　头胸腹部伤情评估顺序

二、现场救护原则

1. 第一时间、选择安全并便于救护的地点进行救护;

2. 因地制宜、就地取材;

3. 先救命、后治伤、尽量多救,尽快处理危及生命的外伤;

4. 避免盲目治伤而导致"二次损伤";

5. 及时转送医院救治。

任务3　洪水灾害的救护

案例导入

　　1983年6月至8月,安康地区各县连续降大雨、暴雨。8月1日,洪水从东、西、北三面迅猛灌入安康老城,城内低处水深达13米,全区受灾户达26万余户、121万余人。

　　请思考: 1. 如果发生水灾,应如何组织幼儿疏散?

　　　　　　　2. 保教人员如何自救? 如何救他人?

任务要求

1. 掌握面对洪水的准备、自救原则。

2. 掌握淹溺者的救护原则。

3. 了解洪水灾后的工作重点。

4. 能熟练地进行洪灾前的准备和洪灾中的自救。

5. 能协助幼儿教师开展水灾安全教育活动。

洪水灾害,是由于江、河、湖等水位猛涨,堤坝漫溢或溃决,水流入境而造成的灾害。在我国,洪水灾害发生频率高、危害范围广,是对国民经济影响最为严重的自然灾害,也是威胁人类生存的十大自然灾害之一。

一、面对洪水的准备、自救原则

1. 洪水来临前的准备

① 动态关注有关雨、水情预报信息;

② 应熟悉本地区域防汛预案的各类隐患灾害点和紧急转移路线图、联络方式;

③ 托幼机构应自备简易救生器材;

④ 政府部门在洪水到来前会提前发出灾害预警,还会通过广播、电视等多种手段不间断地传达转移通知,包括转移方式、转移路线和安置地点等;

⑤ 接到撤离通知后,要听从部署,有序地进行人员和财产的转移;

⑥ 若选择在室内避水,在进水前及时拉断电源以防触电。

2. 洪水中的自救原则

① 若来不及撤离,应有序组织幼儿就近迅速向高地、楼房高层、屋顶等较高地方转移;注意不要在桥梁、河堤等地方避险,不要进入建筑物的地下部分,也不要靠近老旧建筑物,避开山坡、树下、广告牌等。

② 转移过程中,应由托幼机构工作人员分配人员在前面和后面进行组织,告知幼儿不要惊慌和乱跑。

③ 如洪水继续上涨,暂避的地方已无法自保,则要充分利用可获取的简易救生器材逃生,如门板、桌椅、木床、大块的泡沫等能漂浮的物品。

④ 洪水汹涌时,切不可贸然下水,要设法尽快与当地防汛部门联系,报告自己的方位和险情,积极寻求救援。

⑤ 如已被卷入洪水中,要尽可能抓住固定的或能漂浮的东西,大声呼救,积极寻求逃生机会。

⑥ 若被卷入水中,又无漂浮物可抓,应进行仰泳。将肺部吸满空气、全身放松、头向后仰,让鼻子和嘴巴尽量露出水面。两手贴身,用掌心向下压水,双腿反复伸蹬。在仰泳过程中,保持用嘴换气,避免呛水,尽可能保存体力,争取更多的获救时间。

二、洪水灾害的现场救护

1. 如何救助溺水者

若出现溺水者,应迅速向水中抛救生圈、木板等漂浮物,或递给溺水者木棍、绳索等拉其脱险,切忌盲目直接下水救人。

若情况紧急,且施救者擅长游泳,选择直接下水救护时,不要从正面接近溺水者,应绕道溺水者的背后或潜入水下,扭转其髋部使其背对自己,从后面或侧面托住溺水者的腋窝或下巴使其能呼吸,用反蛙泳或侧泳将其拖带上岸。

2. 应急救护措施

(1)溺水者的救护

淹溺的进程很快,若抢救不及时一般4~6分钟即可出现呼吸心跳停止而死亡。因此,洪水灾害时遇到溺水者,应尽早进行救护,同时尽快或求助于其他人员拨打120急救电话。

① 将淹溺者救出上岸后,将其平卧,第一时间开放气道,清除口鼻部的泥沙、分泌物等堵塞物,并尽快进行心肺复苏急救;

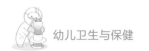

② 不应为患者实施各种方法的控水措施,包括倒置躯体或海姆立克式手法;

③ 在不影响心肺复苏的前提下,尽可能去除湿衣服、擦干身体,防止淹溺者出现体温过低。

（2）其他紧急救护

托幼机构工作人员应掌握一些常用的急救常识如清理伤口、止血包扎等,在专业人员到来之前,可以采取科学、正确的急救方法挽救伤者的生命。

三、洪水灾害后的措施

洪水灾害过后需要做好防疫工作,重点做好预防肠道传染病、食物中毒的发生,做好水源和饮用水的消毒,做好环境卫生、消灭蚊蝇鼠害等。

任务 4　台风、暴风雨的救护

案例导入

2004 年 8 月 12 日至 13 日,第 14 号强台风"云娜"正面袭击我国浙江省。"云娜"风力强、降雨强度大、影响范围广、风暴增水高,强降雨还导致部分地区山洪暴发,发生滑坡、泥石流等灾害。据统计,此次台风波及 10 个市,受灾人口 1 299 万人,死亡 179 人、失踪 9 人、受伤 4 000 多人。

请思考:1. 应如何防范台风?

2. 台风来临时和台风后应如何应对?

任务要求

1. 掌握台风来临前的防范措施、来临时的避险原则以及台风后的处理。

2. 熟悉台风的危害。

3. 了解台风是如何形成的。

4. 能熟练地进行台风来临前的防范、台风来临时的避险、台风后的处理。

5. 能协助幼儿教师开展台风、暴风雨天气的安全教育活动。

一、认识台风

1. 台风

台风是热带气旋的一个类别。在我国,把南海与西太平洋的热带气旋按其底层中心附近最大平均风力大小划分为 6 个等级,其中风力为 12 级或以上的,统称为"台风"。其结构从中心向外依次为:台风眼区、云墙区、螺旋雨带区。台风对我国的影响主要是在东南沿海一带。

2. 台风的危害

（1）狂风

台风所带来的大风可以把杂物吹到半空并使其高速飞行,危及行人生命财产安全,户外环境会变得非常危险。当超强台风来临时,狂风足以损坏甚至摧毁陆地上的建筑、桥梁、车辆、树木等。

（2）暴雨

台风登陆,常带来大暴雨或特大暴雨,可造成洪涝灾害,破坏性极大。

（3）风暴潮

当台风移向陆地时,海水会向海岸方向强力堆积,致潮位猛涨,水浪排山倒海般压向海岸,潮水漫溢、海堤溃决,可冲毁房屋和各类建筑设施、淹没城镇和农田,从而造成大量人员伤亡和财产损失。

二、台风来临前的防范

1. 听预警

托幼机构应动态关注当地天气情况及预警信号,遇台风、强暴雨等恶劣天气预告时,应及时收听、收看或上网查阅与恶劣天气相关的预警信息,了解政府的相应防范对策。按照国家相关规定,遇台风黄色、橙色、红色预警或暴雨红色预警,中小学校及幼儿园等须停课。若台风来临时已在校园内,应由工作人员组织好学生或幼儿留在校园内避险。

2. 备用物

尽量储备好食物、水、手电、蓄电节能灯等,减少台风到来时外出的需要。

3. 清走廊

台风登陆前,应对阳台、走廊上的杂物、花盆等进行清理,防止台风登陆时狂风吹掉下来造成人员伤害。

4. 关门窗

台风来临时,因风力大、雨量多,要关好门窗,防止损坏门窗、家具或造成人员伤害。

5. 重检查

对全园建筑物的避雷设施、室外电线、空调外机、外悬挂物,室内电源、插座、门窗等进行全面安全检查,确保无隐患。

6. 关电源

若因台风造成电路、电线中断,应及时关闭电源开关,启用应急灯、电筒照明。幼儿园使用蜡烛存在诱发火灾隐患,不建议使用。

三、台风来临时的避险

① 台风来临时,应就近寻找安全地带避险。已收到停课通知的幼儿,在家避险;若已入园的,应由工作人员组织在园内避险;遇放学时台风到来,应推迟放学,尽量留园待台风过后再通知家长接回。

② 及时断电、远离窗户、避免外出。

③ 若已在室外,且近处无可避险建筑物,注意不要走在树下,要避开电线杆、广告牌、桥梁下、积水的地方等。行走时要慢,顺风时绝不能跑,尽可能抓住墙角、柱子或其他稳固的固定物行走;走到拐弯处时,要停下来观察后再走;驾车要保持低速慢行,避免在两旁大树较多的路上驾车。

四、台风后的处理

① 台风过后,人员不要立即返园,应确认台风过境、政府宣布安全后,方可返园。

② 进行台风后的安全检查。遭遇台风侵袭后,应再次进行避雷设施、室内外电路、空调外机、外悬挂物、门窗等的全面安全检查,若有损坏应及时修复,并将损失情况进行统计和上报。

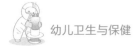

③ 加强防疫措施。台风过后,洪水的冲刷污染了生活用水和居住地,加之蚊蝇的大量孳生、老鼠的迁移,造成了生活环境的严重污染;台风伴随的长时间阴雨、室内受淹等,可以导致食品发霉变质。以上因素易造成传染病,尤其是肠道传染病的暴发流行,因此要注意加强防疫工作。要注意饮水卫生、饮食卫生及个人防护等。不喝生水、不吃腐败变质食物、不吃未洗净的瓜果、不吃生冷食品。水要煮沸、食物要煮熟煮透,保持室内通风。防止皮肤直接接触疫水,皮肤碰到污水要立即用清水冲洗,不用脏手揉眼睛。

 知识趣解

我 叫 "台 风"

我叫"台风",出生在大海上。我小时候还只是"积云雨",是海水在太阳的照耀下水蒸气升腾形成的。我身体里的热空气不断往上跑,冷空气从下面进来,上面热、下面冷,我的身体扩大再扩大,成了个大胖子。然后我转起圈来,人类称之为"旋转",这时我长成了一个青少年——热带气旋。我越转越快,离心力把空气赶跑了,中心气压变小再变小,我长大了,变成了热带低压,现在,我就叫"台风"了。当外面的空气挤出来、变热,我变得更强大了,当我成了热带强风暴时,我就成了强台风。

▪ 小 结 ▪

　　幼儿在园时患病或发生创伤的概率较高,保教人员需要具备针对常见的患病或创伤情况有初步识别及有效应对的能力。本模块的内容包括常见幼儿患病状态的识别及护理方法选择,体温测量、物理降温、冷热敷、给药、皮肤创伤基础护理等幼儿常用护理方法的理论基础和具体实施。同时本模块也阐述了幼儿常见急症和意外伤害的识别及应对,如心肺复苏术、海姆立克法的具体实施;急性中毒的识别及应对;烧烫伤、出血、头部外伤、骨折、惊厥发作的紧急应对等。幼儿特殊的生理心理特点,决定了他们在遇到各种灾害时缺乏应变和抵御的能力,也缺乏自救的能力,本模块从各种常见自然灾害的特点、避险原则、自救原则及现场救护等方面进行阐述,帮助保教人员掌握遭遇自然灾害时的各种应对方法,能协助幼儿教师开展关于自然灾害的幼儿教育活动。

在线练习

▪ 思考与练习 ▪

一、选择题

1. 以下哪项为腋温的正常范围( )。

    A. 36.3～37.2℃   B. 36.5～37.7℃

    C. 36.0～37.0℃   D. 36.5～37.5℃

    E. 36.7～38.0℃

2. 某幼儿园幼儿早餐后不久,多名幼儿出现恶心、呕吐、腹痛、腹泻,考虑幼儿最可能发生( )。

A. 流感   B. 食物中毒

  C. 消化不良   D. 肠炎

  E. 胃炎

3. 在(　　)分钟内进行心肺复苏急救,可大大提高施救的成功率。

  A. 2～4 分钟   B. 4～6 分钟

  C. 5～8 分钟   D. 6～8 分钟

  E. 8～10 分钟

4. 心肺复苏胸外按压的频率是(　　)。

  A. 60～80 次/分   B. 80～100 次/分

  C. 100～120 次/分   D. 120～140 次/分

  E. 90～100 次/分

5. 幼儿,女孩,4 岁,因溺水出现意识丧失,救上岸后发现呼吸心跳停止,在进行心肺复苏时,评估呼吸和大动脉搏动情况的时间不应超过(　　)。

  A. 5 秒钟   B. 10 秒钟

  C. 15 秒钟   D. 20 秒钟

  E. 25 秒钟

6. 幼儿,男孩,四岁半,因贪玩碰翻开水瓶致右手烫伤,下列哪项处理是错误的(　　)。

  A. 不要急于脱掉贴身衣服

  B. 立即用冷水冲洗烫伤皮肤

  C. 若衣服与皮肤粘在一起,应小心用剪刀剪开

  D. 在皮肤创口涂龙胆紫

  E. 烫伤面积大时,应尽快送医

7. 救护惊厥发作的患儿,下列做法错误的是(　　)。

  A. 针刺人中穴   B. 清除口鼻分泌物

  C. 把患儿背在背上跑向医院 D. 松解患儿的衣服

  E. 保持安静、减少刺激

8. 当火灾发生时,要用(　　)捂住口鼻,逆风匍匐逃离火场。

  A. 干棉布   B. 湿毛巾

  C. 纸巾   D. 口罩

  E. 纱布

9. 如何合理有效地进行自然灾害教育,教给幼儿(　　)的技能,最大限度地保护幼儿的生命安全,是幼儿教育工作者应尽的职责和义务。

  A. 自理能力   B. 语言

  C. 美术和音乐   D. 社会交往

  E. 躲避危险和自救

10. 据统计,火灾中死亡的人有 80% 以上属于(　　)。

  A. 被火直接烧死   B. 跳楼而死亡

  C. 惊吓致死   D. 烟气窒息致死

  E. 以上都是

11. 火灾初起阶段是扑救火灾(　　)的阶段。

  A. 最不利   B. 最有利

C. 较有利   D. 较不利

E. 最困难

12. 地震应急包内应准备以下哪些物品？（   ）。

A. 各种药物   B. 衣服、被褥等用品

C. 汽油、火柴   D. 食品、水、手电筒、铁锤等

E. 金银首饰等贵重物品

13. 幼儿园组织幼儿观看地震的相关视频，孩子们看完很难过。这时保育员提问幼儿：如果你在
上课遇到地震该怎么办？以下哪项是正确的回答？（   ）

A. 快向外面跑

B. 大声呼喊求救

C. 躲在结实的课桌下并用书包护住头部

D. 去坐电梯

E. 跑向窗边

14. 户外避震时，下列哪个方法是错误的？（   ）

A. 远离高大建筑   B. 远离桥梁

C. 避开吊灯、广告牌等悬吊物   D. 尽快跑回屋内

E. 远离水源

15. 发布台风（   ）预警后，托幼机构应立即停止室外活动，及时进行安全检查，并应停课。

A. 红色   B. 绿色

C. 橙色   D. 黄色

E. 蓝色

二、判断题

1. 在幼儿园经常采用口测法给幼儿测体温。   （   ）

2. 多数幼儿骨折后骨膜不能保持完整。   （   ）

3. 惊厥持续状态是惊厥的危重表现，可引起缺血缺氧性脑损害、脑水肿甚至死亡。   （   ）

4. 幼儿园内发生火灾、食物中毒、重大治安等突发安全事故时，幼儿园应当启动应急预案，及时
组织教职工参与抢险救助等措施，保障幼儿身体健康和人身安全。   （   ）

5. 灭火人员能够接近着火物时，应迅速利用身边的灭火器材进行灭火，尽量将火势控制在初起
阶段。   （   ）

三、简答题

1. 幼儿园喂药应该注意哪些事项？

2. 简述火灾发生时的疏散原则。

3. 用讲故事的方式对幼儿进行台风发生过程及避险的教育。

四、实训任务

1. 幼儿园小班小朋友晨晨，今天来园后精神疲倦，中午拒食并且哭闹，保育员发现晨晨的异常后
耐心地安抚她，取来已消毒好的体温计给晨晨进行测温。测量结果提示 39.5℃。

考核一：模拟测温过程，并描述如何进行体温计读数。

考核二：根据测量结果，如何进行应对？

2. 中班小朋友红红，在户外运动课程上突发意识丧失，保育员发现时呼叫其无反应。

考核一：此时应立即判断红红的生命体征情况，具体步骤为何？

考核二:进行幼儿心肺复苏的规范化操作演练。

3. 某市近两日狂风大作,断续下雨,街道上较多积水。今天早上 7:30,市政府发布台风黄色预警。

考核一:幼儿园应如何应对?

考核二:请进行幼儿园防台风暴雨预案制订。

模块八

托幼园所的生活制度及卫生

 模块导读

　　幼儿一日生活中包括许多环节,每个环节涵盖内容不尽相同,保教人员需要熟悉掌握一日生活流程并配合班上教师做好卫生与保健工作,以保证婴幼儿的身体健康,促进其身心和谐发展。

　　本模块主要阐述学前教育机构的一日生活流程和内容,通过案例呈现、理论及操作视频观看等帮助学生掌握常用幼儿一日生活各环节的卫生要求和保健措施。要求学生在理论学习的基础上进行实操训练,完成本模块学习后能独立且熟练地安排学前教育机构中的保育和教育活动并合理安排一日流程。

 学习目标

　　1. 掌握学前教育机构幼儿生活各环节的卫生要求,能够合理地安排早期教育机构中保育和教育活动。

　　2. 掌握学前教育机构卫生保健工作的要求。

　　3. 了解学前教育机构的一日生活流程,指导如何合理安排一日生活。

 内容结构

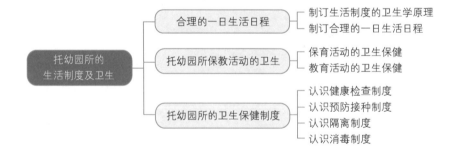

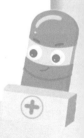

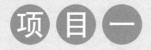

项目一

合理的一日生活日程

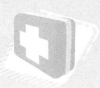

任务 1　制订生活制度的卫生学原理

案例导入

　　小明经常周一返校上课的时候打瞌睡,满脸疲倦,吃饭也无精打采。经过老师与家长沟通发现,小明经常在凌晨还未入睡,周末经常入睡时间为凌晨两点,因为父母周末带他出去玩,一直玩到凌晨才睡。

　　请思考:1. 小明每晚这么晚入睡对身体有什么影响吗?

　　　　　　2. 不规律的作息对幼儿是否良好?

任务要求

　　1. 熟悉制订合理生活作息的意义。

　　2. 了解制订生活制度的卫生学原理。

一、制订生活制度的卫生学原理

1. 生物节律

　　生物节律又称生物钟,指有机体在生命活动中所表现的周期性循环或有节律的活动。它是有机体的一种生物机制,能部分控制或维持机体的任何一种有节律的活动。地球上的物种都具有生物节律,它们可以随时间、昼夜、盈亏月、季节的周期变化而变化。人的体温升降、心率的快慢、激素分泌量的多少、血压的高低、代谢速度的快慢、免疫反应程度及人的各种心理活动等都会受到体内生物节律的控制。当生物节律受到干扰时,人会有不适的感觉,如果生物节律发生紊乱,就会破坏人的生理常态和心理平衡。

　　因此,顺应人的生物节律、合理组织和安排幼儿的一日生活与各项活动,使幼儿在托幼园所内的活动和休息能得到适当的交替、营养得到及时补足、能量代谢得以正常进行、身心状态始终维持一个良好水平,是托幼园所实施保健、增进幼儿身心健康的重要方面。

2. 大脑皮质机能活动的特点

　　生物节律的形成是由大脑皮质来完成的,了解大脑皮质机能活动的特点有利于更好地养成良好

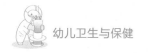

的生物节律。

（1）始动调节

在一周中,幼儿的大脑功能活动水平是动态起伏的。在新的一周开始时,幼儿不可能有较高功能活动水平,脑力活动效率明显较低。因此,在周一不宜安排负荷较重的学习任务或有特殊要求的活动,而应以稳定婴幼儿情绪且比较轻松愉快的活动为主。婴幼儿的大脑功能活动水平一般在周二开始上升,周三、周四达到高峰,周五又呈下降趋势。根据这一特点,应将每日、每周及每学期的主要活动按负荷比重做合理安排。始动调节现象提醒我们在组织和安排幼儿的活动时应做到从易到难,逐渐递增活动的难度和强度。

（2）动力定型

婴幼儿一切技能和习惯的习得都是动力定型形成的过程。在动力定型形成的初期,由于兴奋点的扩散,婴幼儿可能会出现一些多余无效的动作,因此技能和习惯的巩固、完善及自动化都需要一定的时间。但婴幼儿行为的可塑性大,动力定型容易形成。因此,保教人员要严格执行学前教育机构的生活制度,使幼儿的各种活动有规律地进行,经过长期的训练和反复,就会使幼儿养成良好的作息习惯和秩序感。

（3）镶嵌式活动

人们在进行某活动时,大脑皮质的神经细胞中只有相应部位的细胞处于工作状态,其他部位则处于休息状态,形成兴奋区和抑制区、工作区和休息区相互镶嵌轮换的活动方式。由于脑的功能定位不同,随着活动性质的改变,工作区和休息区不断轮换,新的镶嵌形式就会不断出现。大脑皮质的这种活动方式可使大脑皮层劳逸结合,有张有弛,维持高效率工作状态。

幼儿神经系统尚未发育成熟,兴奋容易扩散,不容易集中,单一性质的脑力或体力活动持续时间过长,就会超过大脑皮质某些机能区域的承受限度。因此,托幼园所在安排一日生活时,应注意脑力活动和体力活动的交替、不同性质学习活动的交替,从而使幼儿的大脑皮质保持较长时间的良好状态,提高学习效率。

（4）优势原则

人们学习和工作的效率取决于相关的大脑皮质是否处于良好的兴奋状态。如果大脑皮质的某一区域的兴奋占优势,就会形成优势兴奋状态,它可以将其他区域的兴奋吸引过来,加强自己的兴奋度,抑制其他区域。处于优势兴奋状态的皮质易形成条件反射,提高人们的学习和工作效率。兴趣能诱发优势兴奋状态的形成,因此,保教人员在教学中应围绕幼儿感兴趣的事物开展。

（5）保护性抑制

当大脑皮质的工作超过了其工作能力的界限,就会产生保护性抑制。这是因为神经系统细胞的兴奋有一定的极限,当受到长时间的或过分强烈的刺激时,兴奋就会被抑制所代替,这是一种生理性保护机能。保护性抑制是机体特有的生理功能,可以避免过度消耗能量,使机体得到及时的休息和恢复,避免危害身体健康。因此,托幼园所在组织和安排日常生活与活动时,要善于发现幼儿疲劳的早期特征,及时组织和安排幼儿休息,避免出现过度疲劳,使幼儿大脑皮质得到充分休息和恢复。

二、制订合理生活制度的意义

1. 合理的生活制度能促进幼儿的生长发育

制订合理的生活制度、将不同类型的活动穿插安排、让幼儿的脑力活动与体力活动交替进行、使大脑皮质各个功能区的工作和休息相应变化,可以预防过度疲劳、促进幼儿的生长发育。

2. 正确执行生活制度,能培养幼儿的良好习惯

托幼园所设置合理的生活制度,每天重复执行,这样时间就会成为一种信号,在幼儿大脑皮质形

成一系列时间性的条件反射,使整个生活活动按照一定规律进行,养成幼儿有规律的生活习惯,从而使幼儿按时就寝入睡、食欲旺盛,活动时精力充沛。形成习惯后,幼儿大脑皮质能用最低的消耗,收到最佳的效果。幼儿年龄越小,越容易形成良好的习惯。

3. 生活制度是保教人员做好工作的基本保证

组织好幼儿一日的生活,不但有利于幼儿的身体健康,促进幼儿的成长发育,帮助幼儿养成良好的行为习惯,而且能使保教人员有更多的时间组织幼儿进行各项活动,使幼儿更好地发展。所以,生活制度是托幼园所完成幼儿全面发展教育任务的重要保障。

任务 2　制订合理的一日生活日程

案例导入

实习保育老师发现小班和大班的一日日程安排中有许多不同,比如小班的安排没有那么详细,生活、自由活动比较多,教学活动时间较少;而大班一日生活安排详细,教学时长也比小班长。

请思考:1. 这是由于什么原因造成的?
　　　　2. 怎样安排一日活动才是科学合理的?

任务要求

1. 掌握一日生活的主要流程。
2. 了解执行生活制度的注意事项。

一、幼儿园一日生活日程示例

根据《广东省一日生活指引(试行)》,幼儿园一日活动是指幼儿从入园到离园的一天时间里,在幼儿园室内外各个空间里所发生的全部经历。幼儿园一日活动以游戏为基本活动,寓教育于各项活动之中,包括生活活动、体育活动、自主游戏活动、学习活动四种活动类型。

表 8-1-1 以广东省某县城幼儿园为例,呈现了幼儿园各班一日生活安排。

表 8-1-1　全日制幼儿园幼儿生活日程示例

活　动	小班	中班	大班	备注
入园晨检、早操		7:00—8:00		
早餐、自主游戏活动	8:00—9:00	8:00—8:45	8:00—8:45	饭前 10 分钟做餐前准备
学习活动(一)	9:00—9:15	8:45—9:10 (休息 10 分钟)	8:45—9:10 (休息 10 分钟)	
学习活动(二)	9:15—9:35 (喝水、如厕)	9:20—9:40 (喝水、如厕 15 分钟)	9:25—9:50 (喝水、如厕 10 分钟)	

（续表）

活动	小班	中班	大班	备注
课间操	9:35—10:20	9:40—10:20	9:50—10:20	
户外活动	10:20—11:00	10:20—11:15	10:20—11:15	
餐前准备	11:10—11:30	11:15—11:30	11:15—11:30	擦汗，喝水，如厕，安静活动
午餐		11:30—12:00		
餐后散步		12:00—12:15		
午睡	12:15—15:00	12:15—14:30	12:15—14:30	
起床、喝水、盥洗、手指操	15:00—15:15	14:30—14:55	14:30—14:55	
午点	15:15—15:45	14:55—15:15	14:45—15:15	
自主游戏		15:15—15:45	15:15—15:45	
体能锻炼	15:45—16:20（小班为自主户外活动）	15:45—16:20	15:45—16:20	
离园整理	16:20—16:30	16:20—16:30	16:20—16:30	
离园		16:30		

注：以上表格仅供参考，可根据各地具体情况合理设置。

二、幼儿园一日生活日程制订原则

幼儿园为不同班级制订的一日活动制度，应遵循以下四条原则。

1. 因地制宜，综合考虑

制订班级的生活日程安排，要根据地方教育行政部门制订的幼儿园生活制度以及本园制订的生活制度，结合本班幼儿的年龄特点和实际情况，综合考虑季节特点、区域特点、家长需求等因素，科学、合理安排班级一日生活日程。

2. 严格执行

生活制度一旦制订，必须严格执行，不能随意更改，更不能朝令夕改，持之以恒才能达到预期效果。

3. 家园同步

在幼儿园制订好生活制度的同时，应争取让家长在假期也安排好在家的一日生活，保持幼儿良好的作息习惯，饮食、起居要有规律，避免幼儿在节假日放纵，导致开学出现"假期综合征"（因不习惯而导致生病或产生不良的习惯）。

4. 重视生活活动，发挥不同活动的功能

良好的生活习惯和较强的生活能力对幼儿而言是受益一生的，因此生活活动的意义巨大。但相对比其他活动，生活活动较烦琐而细致，需要长期坚持，并引导幼儿反复练习、巩固、内化。同时要充分发挥游戏、运动、学习等活动的功能，将生活能力的培养和生活习惯的养成融入其中。例如表8-1-2里的一日生活日程中，生活活动内容比重较大，同时游戏、运动和学习活动穿插，符合幼儿的大脑皮质发育特点，能充分发挥不同活动的功能。

表 8-1-2 幼儿园一周日程表示例

班级：拉拉班　　　　　　　　　　　　　　　　　日期：11 月 22 日—11 月 26 日　第 11 周

教学宗旨	1. 让幼儿玩中学、学中玩 2. 让幼儿在快乐中养成良好的习惯、在习惯中自信成长				
时间	星期一	星期二	星期三	星期四	星期五
8:30—9:00	入园、早餐、时间				
	洗手间、洗手				
9:10—9:20	早读				
课程内容	律动	童谣	律动	童谣	复习　国学　童谣
	小熊搬家	感恩	小熊搬家	感恩	
9:20—9:50	教学活动				
教室	乐高教室	乐高教室	乐高教室	B 班教室	B 班教室
课程内容	语文课	科学课	音乐课	绘本课	礼仪课
	动物世界	神奇的苹果	母鸭带小鸭	糖果派对	请您不要这样
9:50—10:00	洗手间、洗手				
10:00—10:10	水果餐				
10:10—10:20	洗手间、洗手				
10:20—10:50	教学活动				
教室	乐高教室	乐高教室	感统教室	B 班教室	感统教室
课程内容	安全课	国学课	感统课	烹饪课	户外课
	小心门夹住	山村	投球	砵仔糕	彩虹斗篷
10:50—11:00	洗手间、洗手				
11:00—11:30	午餐				
11:30—11:40	洗手间、洗手				
11:40—14:50	午睡				
14:50—15:00	整理内务				
15:00—15:10	洗手间、洗手				
15:10—15:30	午点				
15:30—15:40	洗手间、洗手				
15:40—16:20	教学活动				
教室	蒙氏教室	蒙氏教室	教室	B 班教室	B 班教室
课程内容	蒙氏课	蒙氏课	美术课	思维课	乐高课
	筹码盒	二项式	太阳花	配配对	森林
16:20—16:30	洗手间、洗手				
16:30—17:30	育园活动				
教室	益智玩具	夹珠	绘本	律动	乐高
备注：卫生安全第一、洗手时间多次安排，主要是让孩子养成上卫生间的习惯					
家长工作：	1. 每天 10 分钟的亲子阅读，陪同幼儿进行手指律动以及感受古诗韵律，培养幼儿感知节奏以及节拍的能力，提升音乐智能 2. 带幼儿观察生活中的数学，培养数学兴趣 3. 带幼儿认识交通指示牌、红绿灯等，培养交通安全意识				

项目二
托幼园所保教活动的卫生

任务1 保育活动的卫生保健

案例导入

佳佳今天早晨来园的时候迟到了,保健医生已经回办公室了,看着保健医生不在又差不多到吃早餐时间了,保育老师没有询问家长为什么迟到也没有晨检就让佳佳坐下吃饭了。结果中午的时候佳佳突发高烧,主班老师才急急忙忙打电话向家长询问情况。

请思考: 1. 此案例有与保育活动的卫生保健要求相违的地方吗?

2. 按照正确的流程,该保育老师应该怎么做?

任务要求

1. 掌握保育活动的环节内容。

2. 能根据保育活动的卫生保健要求执行各环节。

保育活动的环节主要有入园、进餐、喝水、盥洗、如厕、睡眠以及离园等。由于幼儿年龄小、自理能力差,保育需要放在首要位置。保教人员应严格执行生活制度,并按照每个环节的具体要求组织和实施,做到保教结合。

一、入园

1. 入园前的准备工作

在幼儿入园前,在空气条件允许的情况下,保教人员应打开教室、盥洗室、活动室、走廊等所有场所的窗户,保持空气流通。可根据季节和气候的变化适当调整开窗通风的时间。

知识拓展

通风的形式有两种,自然通风和人工通风。当室温与外界温度接近时,可实行全天通风。当外界温度与室内温度差别较大时,如冬季和夏季,每日婴幼儿不在室内时至少通风两次,每次通风时间为 15～20 分钟。需要注意的是,当室内外温差较大时,应尽量选择婴幼儿不在室内时开窗通风(见图 8-2-1),注意循序渐进;在室外空气质量较差时(如雾天、大风天、沙尘暴等),应避免开窗通风;传染病易发时期,应加强通风次数,延长通风时间。

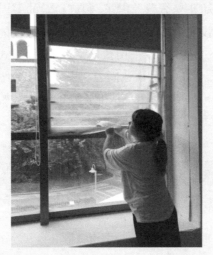

图 8-2-1　开窗通风

开窗通风的同时,还需做好场室的清洁消毒工作,先用扫帚清洁地面,然后用半干拖把拖干净地面,最后用干拖把拖干地面。

准备好温度适宜的饮用水,放置好消毒过的水杯。准备好消毒过的毛巾并挂好,检查盥洗室的地面及肥皂、纸巾情况,为幼儿创设一个舒适的入园环境。

2. 晨间检查

幼儿经过晨检后进入活动室,保教人员要以热情、亲切的态度接待幼儿。晨检时可按照以下步骤开展:一问、二摸、三看、四查。

一问:询问家长幼儿在家时睡眠、饮食及大小便等的情况,有无不舒服。

二摸:摸幼儿的额头、颈部、手心是否发烫,腮腺及淋巴结是否肿大。

三看:观察幼儿的精神、面色、皮肤、眼、耳、鼻有无异常。

四查:根据幼儿的年龄、健康状况、传染病流行季节等检查相应部位,检查幼儿衣兜是否携带不安全的物品(如尖锐物品和细小的容易引起气管异物的物品)和食品,检查幼儿的指甲是否需要修剪。

对晨检没有异常的幼儿,发放晨检牌子进入班级;发现异常情况要及时送至卫生保健室进行观察隔离,并通知其家长带幼儿及时就诊。

保教人员对于带药的幼儿要和家长进行交流,对幼儿的处方进行查看,并询问好用药次数及情况,让家长填写好药品登记表(见表 8-2-1)。

表 8-2-1　药品登记表

日期	班级	姓名	年龄	病症	药品	服药剂量	服药时间	记录人	备注

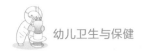

二、进餐

1. 餐前准备

首先,应按照不同年龄阶段幼儿身体营养需求,制订科学的一周营养食谱(见表8-2-2)。准备进餐前,保教人员要为婴幼儿创设安静的环境,可以播放安静舒缓的音乐,使其保持安定的情绪;和幼儿一起向其他幼儿介绍今天的食物,可以采用猜谜语、儿歌等方式,让幼儿猜想说出今天的食物,引起幼儿的进食兴趣,同时促进幼儿的口头表达能力。引导幼儿分组去盥洗室洗手、上厕所,做好餐前准备,保教人员戴好三白(帽子、口罩、围兜),从准备好的桌子开始分发饭菜,先打菜再打饭,最后分汤,注意提醒幼儿拿饭走稳,避免泼洒。

表8-2-2 幼儿园一周食谱示例

	星期一	星期二	星期三	星期四	星期五
早餐	水煮鸡蛋 酸奶	三丝炒米饭	菠菜牛肉粥 小馒头	番茄瘦肉面条	青菜瘦肉汤米粉
水果	哈密瓜	水蜜桃	海南粉蕉	白芯火龙果	贡梨
午餐	香菇炒鸡肉 枝竹焖肉 时令蔬菜 芥菜肉末汤	腐竹焖鸭 西红柿炒鸡蛋 时令蔬菜 冬瓜骨头黄豆汤	土豆焖鸡 油豆腐炒肉 时令蔬菜 四季鲜蔬汤	茄汁吮指鱼 黄瓜炒肉片 时令蔬菜 玉米胡萝卜汤	土豆酱鸭脯 蒸水蛋 时令蔬菜 木瓜红枣汤
午点	蔬菜瘦肉粥	咖喱鱼蛋	红糖发糕	烧卖	吐司面包

2. 进餐时的卫生保健

(1)为幼儿盛适量的饭菜

根据幼儿平时的饭量以及当天的状态为幼儿盛饭,采用少盛多添的方式。尤其是对于胃口小的幼儿或者是体弱儿,应先盛适量的饭、菜,鼓励幼儿吃完再适当添加。如果幼儿表示拒绝,则不强迫幼儿吃。

(2)培养良好的进餐习惯

引导幼儿两脚放平,身体坐正,靠近桌子,身体离桌子一拳远距离。左手扶碗,右手拿勺,一口饭一口菜,安静地吃完自己的一份饭菜。向幼儿强调嘴巴里含着食物的时候不说话,不嬉笑打闹,进餐中不撒饭,不越过桌子拿其他小朋友的食物。进餐完毕,咽下最后一口饭才能离开饭桌,并且能主动擦脸漱口。

(3)进餐能力的培养

引导小班幼儿能一手拿勺、一手扶碗,吃完自己的一份饭菜;中、大班幼儿能学会使用筷子。引导大年龄的幼儿帮助分发餐具,轮流为同桌的幼儿服务,为他们分发碗具。幼儿在进餐中能用完整的句子表达"我要添饭,我要添菜",并且能对保教人员表示感谢。

进餐完毕,幼儿能在保教人员的帮助下,收自己的餐具,并且放到指定的位置。引导幼儿自己拿水杯,接适量的水漱口,用小毛巾擦嘴、擦手。

3. 进餐后的卫生保健

(1)进餐后的收拾整理

等所有的幼儿进餐完毕后,保教人员才能收拾打扫卫生。先用温水和洗洁精擦拭桌面,然后用清水擦拭干净桌面。用半干半湿的拖把拖干净地面,最后将所有的餐具、工具都带离教室。

(2)进餐后的休息活动

幼儿进餐完毕,可在课室内进行安静活动或者在园内散步,适当休息后准备午睡。

三、睡眠

1. 睡眠前的准备工作

（1）创设舒适的睡眠环境

保教人员要为幼儿创设一个安静、舒适、整洁的睡眠环境（见图 8-2-2）。在睡眠之前开窗通风，用半干半湿的拖把拖干净地面，然后用干拖把将地面拖干。卧室内尽量用遮光效果好的厚窗帘。

（2）准备合适的床上用品

保教人员要根据季节变化为幼儿选择合适的床品。比如，春秋季选择春秋被、被褥；冬天选择加厚棉被和加厚棉垫，床单、被褥要勤洗晒；夏天铺席子，席子每天都要用温水擦拭，1 周消毒 1～2 次，给幼儿盖毯子或者是空调被。要定期让家长将被子、被褥带回去晒，如果家长没有时间带回去，保教人员可以帮助在幼儿园中晒。

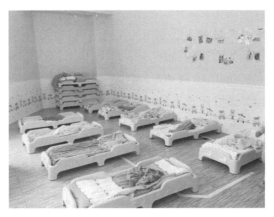

图 8-2-2　幼儿园卧室

（3）引导和教会幼儿自己脱衣

在幼儿脱衣服之前，保教人员关窗，拉上窗帘，指导幼儿自己先脱鞋子，鞋子在小床前面摆整齐，再脱裤子、脱外套、脱毛衣。保教人员要引导幼儿认识自己的衣裤、鞋袜，能让幼儿说出自己的衣裤上面有什么图案，是什么颜色，并能向其他幼儿介绍自己的衣裤。对于不会脱的幼儿，保教人员要提供适当的帮助。

（4）合理安排床位

保教人员要为幼儿安排合理的床位，并视幼儿的具体情况进行适当调整。比如，感冒咳嗽的幼儿应与其他幼儿的距离稍远，喜欢讲话的幼儿可以安排在保教人员的边上，方便睡眠管理。

（5）做好睡眠前的准备活动

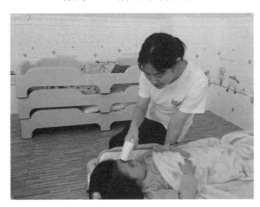

图 8-2-3　睡前体温测量

保教人员组织幼儿分组上厕所，睡前可以进行安静活动或者播放轻音乐，睡前还要检查幼儿口中是否有残留食物、是否携带玩具上床睡觉等安全隐患，并应检查幼儿的体温（见图 8-2-3）、面色、精神状况，了解幼儿睡前身体情况。

2. 睡眠过程中的卫生保健

（1）培养良好的睡眠习惯

当幼儿躺下时，保教人员应及时检查每个床铺，检查幼儿的被子是否盖好，是否在被子里玩耍等，发现不良现象及时纠正，让幼儿安静入睡。幼儿入睡后，保教人员应巡查，及时纠正幼儿的不良睡姿，如趴着睡、蒙头睡等。对于入睡困难或不愿意午睡的幼儿，可以安排幼儿做午睡值日生，督促其他幼儿安静入睡，最后等所有幼儿睡着后，再让其上床睡觉，旨在培养其责任感并消耗其体力，再者无人与他玩耍便自然安静入睡。

（2）培养相应能力，耐心引导

卧室内保教人员可以培养幼儿认识自己的床铺，认识自己的被子，脱衣后叠好放在床尾以及放

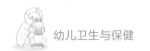

好自己的鞋子。小班的幼儿可以两两互相帮助叠被子,稍大的幼儿学会自己叠被子,保教人员在一旁引导,帮助解决幼儿出现的问题。对于不会叠被子的幼儿,保教人员要耐心地教或者让会的幼儿一起协助,同时对于叠好的幼儿,要及时进行表扬和鼓励,提升幼儿的自信心。在睡眠过程中,保教人员要引导幼儿主动、及时地表达自己的需求,如想上厕所、想喝水等。

（3）及时处理各种突发情况

幼儿常见的睡眠突发情况有尿床、噩梦惊醒等。如发现幼儿尿床,应让幼儿及时告诉保教人员,保教人员首先要安抚幼儿情绪,切勿大声责骂,及时给幼儿清洗干净并换上干净的衣裤,换好被褥,让幼儿继续睡,如有空余床位,也可让幼儿挪去空余床位先继续睡。如有幼儿被噩梦惊醒,可以轻声叫醒幼儿,抱抱幼儿,安抚好他的情绪后再陪伴其继续睡一会再离开。如有幼儿要起床上厕所,要帮助其做好保暖工作,提醒幼儿要轻声细语、动作轻柔,避免吵醒其他小朋友。

3. 睡眠后的卫生保健

（1）收拾整理工作

起床后,保教人员应让幼儿先穿好衣服、裤子和鞋袜,再整理被褥,收拾整理完毕之后,可以让幼儿上厕所、洗手、排队准备进入课室吃午点。

（2）午检

保教人员检查幼儿的面色、精神状况,如有异常及时通知园医及家长。做到及时发现、及时处理。检查幼儿的衣服状况,引导幼儿学会自己检查衣裤的穿着情况。

四、饮水

1. 饮水准备工作

保教人员每天早上要清洁水桶和擦拭水桶柜,并定期消毒,在水龙头下方放置一个空桶,用于泼洒、接水,防止幼儿因地面湿滑而滑倒。保教人员每天早晨需将消毒好的饮水杯放置于饮水柜中,检查好饮水杯及数量。

2. 引导幼儿多喝白开水

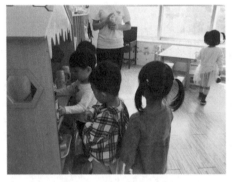

图 8-2-4　幼儿饮水

最好的饮料就是白开水,保教人员应引导幼儿多喝白开水,渴了就主动向老师表示。一般在餐后、户外活动前后和活动过渡期间,引导幼儿喝水,同时检查幼儿的饮水量,饮水不足时及时提醒。

3. 养成排队接水好习惯

保教人员要引导幼儿在指定的地点接水、喝水。保教人员可以给幼儿的饮水杯贴上明显的标志,与饮水柜上的标志一一对应,方便幼儿喝完水后将饮水杯放回。同时,喝水的时候要排队,地上可以贴上小脚丫,提醒幼儿站立的间距,不推搡拥挤,要互相谦让、互相帮助(见图 8-2-4)。保教人员可以引导中、大班的幼儿自己制作提示画和提示语,贴在饮水处。

五、盥洗

盥洗的内容主要包括洗手、洗脸、刷牙、漱口、洗头、洗脚和洗澡等。

1. 盥洗前的准备工作

保教人员每天入园时,要检查好盥洗室的物品是否齐全,如洗手液或肥皂、擦手小毛巾或者厕纸,并放置在醒目的位置。准备好温度适宜的流动水，引导幼儿养成饭前便后以及活动后洗手的好习惯。

幼儿勤洗手的好习惯需要长期培养，保教人员可在小班贴上洗手流程图，引导幼儿正确洗手。中、大班的幼儿可以在保教人员的帮助下，自己创作提示画贴在洗手处，通过环境创设巩固幼儿的洗手能力。

2. 盥洗中的卫生保健

微课

洗手步骤

（1）引导幼儿正确洗手

① 指导幼儿卷衣袖或者撸衣袖。

② 轻轻拧开水龙头，水流不能过大。

③ 淋湿双手后，涂肥皂或者适量的洗手液，双手搓洗，注意手心、手背、手腕、手指缝、虎口以及手指甲都要洗干净。搓洗手的方法是：先两手手心对搓，搓出泡沫后，右手搓左手手背，左手搓右手手背，左手握住右手手腕转圈搓，转圈搓到手掌再到手指尖；然后，左右手交替动作；最后，两手五指分开，手指交叉洗手指缝。

④ 用清水冲洗干净，关好水龙头。

⑤ 用毛巾将手擦干。

（2）正确洗脸

① 洗脸之前，先检查一下有没有鼻涕，有的话先用纸巾将鼻涕擦干净。

② 再检查嘴角有无油腻，如有用纸巾擦拭。

③ 洗脸的顺序是：先用毛巾擦里、外眼角，然后擦前额、脸颊、鼻孔下方、口周、下巴、脖子及耳朵。

④ 保育人员应及时提醒幼儿擦洗前额、眼角、鼻孔、口周、下巴等容易遗忘的地方。

⑤ 洗脸期间应清洗毛巾 1～2 次以保持毛巾清洁。

⑥ 冬季洗脸后可适当涂抹润肤霜，以保护幼儿的皮肤。

（3）漱口刷牙

幼儿 2 岁左右可以学习漱口，3 岁左右学习刷牙。

① 漱口。让幼儿自己用漱口杯接好水，嘴巴里含一小口，用力鼓动腮部，在嘴巴里"咕噜咕噜"，反复几次，之后把水吐出。幼儿漱口要反复几次，吐水的时候，注意弯腰、低头，避免把衣服弄湿。

② 刷牙。准备好刷毛柔软且是两排的牙刷、含氟牙膏及漱口杯后即可开始刷牙。首先冲洗牙杯和牙刷，在牙杯里装满清水后漱口。然后挤牙膏，每次牙膏用量为黄豆粒大小（见图 8-2-5）。准备齐全后便可以开始刷牙。刷牙的原则是顺着牙缝竖刷，除上下磨牙的牙冠需要横刷外，所有的牙齿包括内外面都需要顺着牙缝竖刷，每次刷牙的时间不能少于 3 分钟。刷完以后将牙刷在漱口杯里反复震荡，并用水将牙刷洗刷干净。将牙刷头朝上放入牙杯风干。

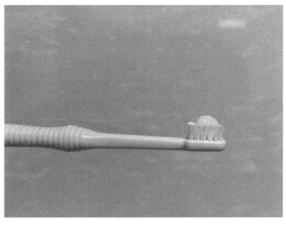

图 8-2-5　黄豆粒大小的牙膏

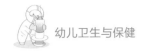

（4）洗澡

洗澡前保教人员应准备好换洗的衣物、淋浴用品和温度适宜的流动水。保教人员在为幼儿洗澡时要脱一个洗一个、洗好一个穿一个,避免着凉。这期间随时注意水温的变化,用手背试温,手不离水源,防止幼儿烫伤。在洗澡的过程中要防止幼儿眼睛被肥皂刺激和滑倒。

（5）洗脚

洗脚前保教人员应准备好干净的洗脚盆和擦脚毛巾,温度适合的水、小椅子等。洗脚时,要求幼儿坐在椅子上,用温水浸泡双脚,要引导幼儿洗干净脚背、脚底、脚后跟和脚趾缝,洗好立即擦干,穿上鞋袜,做好保暖工作。

（6）洗屁股

保教人员要为每名幼儿准备好一个专用水盆、温水和清洁的专用小方巾,做到专人、专盆、专巾,指导、帮助幼儿从前往后擦洗干净。擦洗后将脏毛巾放在固定的盆中,保教人员稍后清洗和消毒。

六、如厕

1. 创设干净、卫生的环境

厕所地面要铺上防滑地垫,保持干燥、整洁的如厕环境。厕所内的厕位要合理,男女分开,并贴好醒目标志,方便辨认（见图8-2-6）。

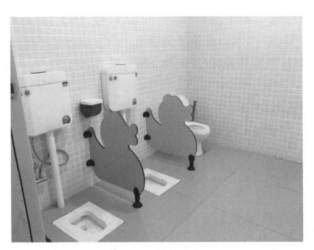

图8-2-6 干燥整洁的厕所

2. 指导和帮助幼儿正确脱裤

幼儿如厕时,保教人员要站在一旁指导幼儿正确脱裤子。冬天时,穿着较多,要先脱外裤,再脱内裤。要嘱咐家长给幼儿穿着方便穿脱的衣裤,避免幼儿因尿急,还没有来得及脱裤子就尿在裤子上了。冬天时,保教人员要随时给予幼儿帮助、指导,注意幼儿膝盖、腰腹的保暖。

3. 指导幼儿正确如厕

保教人员指导幼儿正确使用便器,男生可以选择小便器或小便池,小便的时候要对准,不要弄脏外面或者墙壁,女生可以选择便池、蹲厕或坐便器。指导幼儿擦屁股,要从前往后擦,小班的幼儿可以由保教人员帮助擦,中、大班的幼儿则由自己擦拭。注意控制如厕时间,一般不超过10分钟,时间太久容易造成脱肛。在幼儿如厕后,保教人员应正确引导幼儿便后洗手。

4. 及时清洁、注意消毒

幼儿使用的便器,使用后应立即冲洗干净。保教人员应引导和提醒幼儿上完厕所自己冲水。

便盆一天清洁两次,分别于中午幼儿午睡时和下午幼儿离园后。清洁时先喷洒洁厕液,再用刷子刷洗便池凹槽、抽水马桶的内侧以及便盆的内侧,用专用的抹布擦拭马桶或小便器的外侧、抽水马桶的水箱、盖子等,擦后用清水冲洗。

便器消毒时应用 500 mg/L 的含氯消毒剂浸泡 30 分钟后,再用清水冲洗。

七、离园

1. 离园接待工作

幼儿园一般在四点左右可以开始离园,离园时引导幼儿拿好自己的物品,跟老师和小朋友说再见。保教人员需简短地向家长反映幼儿一天的表现,如有需要改进的地方争取家长的配合,并告知近期活动及需准备的物品。

2. 收拾整理教玩具

保教人员要收拾整理室内的教玩具,检查教玩具的使用情况及有无破损,对于损坏的玩具及时登记修理,不能使用的及时报废,收拾完毕后根据不同的教玩具进行不同方法的消毒。

3. 离园清洁工作

幼儿离园后,保教人员需对教室、活动室、盥洗室等场所进行打扫清洁,做好消毒工作,为新的一天活动做准备。等全部人员离开后,用紫外线灯进行消毒(见图 8-2-7)。

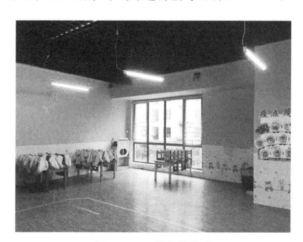

图 8-2-7 紫外线消毒

任务 2 教育活动的卫生保健

案例导入

保育老师早上来到课室之后便向主班老师问询了今天的活动内容,得知早上准备上一节美术活动,因此保育老师提前去美术室检查了场地及美术用具的数量等情况。在主班老师组织活动的时候,配合主班老师维护好纪律,帮助幼儿保持使用工具卫生。活动结束后保育老师与幼儿一起收拾整理材料,并组织幼儿洗手、喝水、排队上厕所。

请思考:幼儿园教学活动的卫生保健要求有哪些?

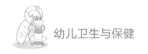

任务要求
1. 掌握教育活动的环节内容。
2. 能根据教育活动的卫生保健要求执行各环节。

教学活动的卫生保健不仅在于教学活动的卫生要求,还包括教学活动的合理安排、教学活动环境的创设、教学活动中的卫生保健,以及教学活动中所富含的卫生意识、卫生习惯、卫生保健能力的教育。

一、教学活动的卫生保健要求

1. 了解本班学生情况

保教人员应了解自己所带班级幼儿的年龄特点,以及该年龄段所具有的心理发展特点。针对幼儿的年龄特点和心理特点,确定教学活动形式、内容与目标,选择适合的教学方法和手段。例如,在幼儿园阶段幼儿的思维特点是直观形象思维,因此在选择教学方式时尽量选择直观教具以及图片化、视频化的内容,便于幼儿理解。

同时,保教人员也应该通过观察和分析,了解本班幼儿的兴趣、爱好及需要,重视幼儿当前的发展水平。

2. 创设适宜的教学环境

保教人员要为幼儿创设一个安全、卫生的教学环境(见图8-2-8)。幼儿教学活动的场所要宽敞、干净、明亮,光照要好,且尽量使用自然光,如光照不足时及时开灯增加照明。教学活动中使用的桌椅、高度要符合幼儿的身高。

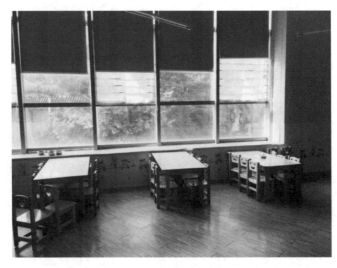

图8-2-8　班级环境

3. 创设安全、愉快的心理氛围

安全、愉快的氛围对于幼儿的心理健康成长来说至关重要,保教人员要尊重每一名幼儿的发展状况,要为每一名幼儿提供学习和活动的空间。保教人员在教学活动中,要用和善、亲切的语气引导幼儿进行活动,关注每名幼儿的发展,及时给予鼓励和表扬。

4. 选择合适的教学材料和工具

保教人员应根据幼儿的年龄特点和教学内容选择合适的教学材料与工具,教学材料要安全、无毒、无刺激、干净,要有利于幼儿的能力发展。尽可能地选择自然材料及周边可使用材料,避免购买昂贵材料。

二、运动的卫生保健要求

1. 运动前做好场地、器械、生活用品的准备

《托儿所幼儿园卫生保健规范》要求保证儿童每日充足的户外活动时间,其中全日制幼儿每日不少于 2 小时,寄宿制幼儿不少于 3 小时,寒冷、炎热季节可酌情调整。保教人员在幼儿运动前应检查好场地是否安全卫生;器械是否完好无损,有无松动、摇晃的现象,表面是否平滑。幼儿园要为幼儿提供足够数量的器械,且要安全、无毒、卫生,定时消毒与清洁;为幼儿准备足量的温水和杯子,以及擦汗用的毛巾及汗巾,将物品放置在阴凉位置以供幼儿休息所用;检查好幼儿是否穿着运动鞋及运动裤,有无不适的服装,若有则及时帮助幼儿换下。

 知识拓展

幼儿园室外活动的设备和材料按规模,可分为大、中、小型三部分。

1. 大型的设备和材料

主要有联合攀登架、攀登墙、滑梯、秋千、荡船、转椅、爬梯、平衡木、脚踏滚轮、跷跷板、沙坑、水池、游泳池等。

2. 中型的设备和材料

主要有儿童三轮车、呼啦圈、摇椅、垫子、拱形圈等。

3. 小型的设备和材料

主要有各种球(如大、中、小型皮球,羽毛球、乒球、篮球、儿童棒球、儿童足球等)、跳绳,儿童高跷、踏板、滚轴、滑板,羊角球、沙包、哑铃、小旗子、小木棍、大型积木、各种小车(如小鸭拉车、小推车等),以及玩沙、玩水时所使用的小桶、小盆、小铲等。

室外活动的设备和材料按制作的材料,又可以分为木制品、钢制品、塑料制品等。[①]

2. 运动时密切关注幼儿,谨防意外事故

保教人员应该关注不爱运动的幼儿、体弱儿,鼓励他们多运动,同时密切留意这类幼儿的运动情况,及时调整并帮助他们擦汗,提醒喝水和休息。引导幼儿正确地运动,做好保护措施,关注幼儿的活动量、活动强度和密度,及时提醒活动量较大的幼儿到休息区域休息、喝水和擦汗,保教人员应帮助幼儿擦幼儿够不着的地方(见图 8-2-9)。如遇到意外事故,应及时处理,并在运动结束后对幼儿进行相应的安全教育。

① 劳动和社会保障部,中国就业培训技术指导中心.保育员(初级技能 中级技能 高级技能)[M].北京:中国劳动社会保障出版社,2004.

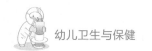
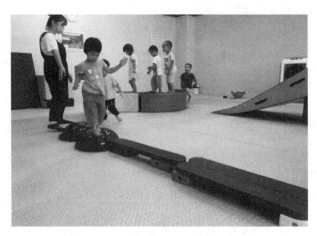

图 8-2-9　室内运动

3. 运动后及时进行整理工作

运动结束后,保教人员引导幼儿共同收拾运动器械,收拾好东西回到课室。回到课室后帮助幼儿换掉湿透的衣服并提醒幼儿喝水、如厕,进行休息。运动后要注意观察幼儿的精神状况,对运动的状况进行简单的记录,如发现幼儿精神或身体不佳,应及时告知园医。

三、游戏的卫生保健要求

1. 游戏前做好准备工作

幼儿园每天要提供充分的游戏时间,为幼儿创设良好的游戏环境,通风良好、光线充足、分区科学合理。幼儿游戏前,保教人员应提前检查场地是否平整、有无安全隐患。为幼儿准备的游戏材料要数量充足,尽可能种类丰富,以半成品材料为主,以充分发挥幼儿的想象力和创造力。

2. 游戏时引导游戏顺利进行

在游戏进行中,保教人员时刻密切观察幼儿,引导幼儿遵守游戏规则顺利进行游戏。要关注幼儿的需要,观察是否每个幼儿都参与游戏,特别留意需要特殊照顾的幼儿,如体弱儿、肥胖儿及病后儿等。

3. 游戏后及时整理

游戏结束后保教人员引导幼儿收拾整理、分类摆放好玩具,引导幼儿有序喝水、如厕,为下一生活环节做好准备。

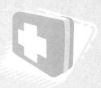

项目三

托幼园所的卫生保健制度

任务 1　认识健康检查制度

案例导入

　　小凡准备上幼儿园了,在入园前,爸爸妈妈带着他去了当地的妇幼保健院进行体检,还去社区卫生院打印了疫苗接种情况。

　　请思考: 为什么入园还需要去见医生呢?

任务要求

　　1. 掌握每日健康观察的内容和方法。

　　2. 了解健康检查制度的内容。

　　托幼园所应建立健全健康检查制度,健康检查的对象有新入园的幼儿、在机构中的幼儿及全体工作人员。

一、学前儿童的健康检查

1. 入园前体格检查

　　即将入园的幼儿,在入园前必须进行全身体格检查,以评估其是否适合过集体生活,并预防将某些传染病带入园所中。入园时父母需要填写健康卡片,项目包括既往疾病史、预防接种史、过敏史、家族史和生活习惯等。入园前的体格检查为机构更好地了解和掌握每名幼儿生长发育的特点及健康状况提供了重要的资料。

2. 入园后的定期健康检查

　　幼儿入园后应定期进行健康检查。3 岁以上的幼儿每年体检一次,每半年测量身高、视力一次,每 3 个月量体重一次。托幼园所应为每名幼儿建立健康档案,以便全面了解和判断每名幼儿生长发育的情况。测量要准确,并做好记录,医务保健人员进行健康分析、评价、疾病统计,并依据此提出促进健康成长方面的措施。

3. 每日的健康观察

　　每日幼儿入园以后,医务保健人员和保教人员应该对婴幼儿进行每日的健康检查和观察,及时

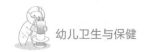

发现患病幼儿并及早进行隔离和治疗,以防止疾病加重或在机构内传播。婴幼儿每日的健康观察主要包括晨、午、晚间检查和全日观察。

(1) 晨、午、晚间检查

为了能及时地发现疾病,保教人员在幼儿早晨起床或入园时、中午入睡前及起床后和晚间入睡前(全托园),均应进行健康状况的检查,检查步骤可以概括为一摸、二看、三问、四查(详情请看本模块项目二任务一"晨间检查")。

(2) 全日观察

保教人员在对婴幼儿进行日常保育和教育的过程中,应随时观察婴幼儿有无异常表现,及早发现疾病。全日观察的重点是幼儿的精神状况、食欲状况、大小便状况、体温等,若发现异常应进行进一步检查。

二、工作人员的健康检查

为了保证婴幼儿的健康,托幼园所工作人员在进入机构工作以前,都必须进行严格的健康检查,健康检查合格者方能进托幼园所工作。工作期间,每年进行一次全面体检。若患有传染病或为病原携带者,应立即离岗治疗,待痊愈之后,持有县区以上医疗保健单位开具的健康证明才可以恢复工作。患慢性痢疾、乙型肝炎表面抗原阳性、滴虫性阴道炎、化脓性皮肤病、麻风病、结核病、精神病以及肢体残疾者不得从事保教工作和炊事员工作。

任务 2　认识预防接种制度

案例导入

在幼儿园里,每个学期总会组织幼儿打疫苗,实习生小茵觉得很奇怪,为什么上个学期打了这个学期还要打。

请思考:为什么要组织幼儿打疫苗?

任务要求

1. 掌握疫苗接种的保育方法。
2. 了解预防接种制度的内容和意义。

预防接种是用人工的方法,使人体提高对某种传染病的免疫能力。其目的是控制和最后消灭传染病,保护广大儿童身体健康。建立预防接种制度在于加强对预防接种工作的管理,使预防接种得以落实。我国于1991年颁布的《中华人民共和国传染病防治法实施办法》第二章第十二条规定:"国家对儿童实行预防接种证制度。适龄儿童应当按照国家有关规定,接受预防接种。适龄儿童的家长或者监护人应当及时向医疗机构申请办理预防接种证。托幼机构、学校在办理入托、入学手续时,应当查验预防接种证,未按规定接种的儿童应当及时补种。"

一、预防接种的前期准备

入园时,保健工作者建立预防接种卡片制度,收缴幼儿的疫苗接种证明,在卡片上登记幼儿各项疫苗的接种日期。每次接种前把应该接种幼儿的卡片挑出来。同时,做好家长的工作,力争家长的积极配合。按年龄和季节完成防疫部门所布置的预防接种工作,使国家计划性免疫疫苗完成率在100%(身体因素不能接种的例外)。

二、疫苗接种的保育

① 保教人员清点人数,要求幼儿按照接种名单顺序排队。

② 对幼儿做好心理建设,鼓励幼儿勇敢,不哭闹。

③ 协助接种工作。保教人员与本班教师配合,一人站在接种幼儿旁边,一人站在队尾谨防走失。站在接种幼儿旁边的保教人员应确认幼儿的姓名,帮助幼儿脱上衣、撸衣袖,安抚幼儿情绪。站在队尾的保教人员要与幼儿轻松交谈,在消除幼儿紧张情绪的同时,维持好现场秩序,帮助接种结束后的幼儿迅速穿好衣服,返回教室。

④ 接种后的协助工作。接种后保教人员可以组织幼儿进行轻微活动,注意避免受凉、受热,及时与家长沟通接种后的家庭保育内容。注意观察幼儿的体温、食欲和精神,发现异常及时送医,注意区分预防接种的反应与疾病的症状。

三、预防接种的后期工作

幼儿园要建立预防接种追踪记录簿,记录下幼儿接种后的反应。在一定时期内统计出接种的比例,使幼儿园对幼儿接种工作心中有数。要对全体保教人员进行教育,使他们了解各种疫苗的作用、接种程序和有关注意事项。接种工作要有专人管理,并与当地防疫站建立联系,及时给幼儿进行接种。园长要定期检查预防接种工作的情况,并对这项工作给予总结和评价。

任务 3 认识隔离制度

案例导入

小凤国庆时去探访亲戚了,后来发现走亲戚时有一个小朋友患了手足口病,返园时小凤并没有症状,但是保教人员在询问家长得知这一情况后立即予以劝返,让小凤居家隔离,并做好防护措施。

请思考: 该保教人员的做法是否正确呢?

任务要求

1. 掌握传染病的保育方法。

2. 了解隔离制度的内容和意义。

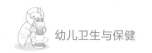

各园所要设立保健室,可根据本单位条件设立隔离室或观察床,其中全托园所必须建立隔离室,并且隔离室用品必须专用。

一、患儿隔离

托幼园所发现传染病后应立即将病儿隔离,所在班要彻底消毒。不同传染病的幼儿应分别隔离,以防交叉感染,并在隔离室设专人护理病儿。

禁止保教人员串班、进厨房,或穿着隔离室的工作服外出。患儿用过的食具、毛巾、便盆等要随时消毒,其他用具等也要专用并定期消毒。待患儿隔离期满痊愈后,持医生证明方可回园所或班级。

二、可疑患儿的隔离

对可疑患儿应进行检疫、隔离和观察,但需与确诊患儿分开隔离。检疫期满后无症状者方可解除隔离回园所或班级。

三、加强对发病班的观察

对发病班的其他幼儿(密切接触者)要注意观察体温、精神、食欲等情况,必要时采取预防用药。加强晨检和全日观察,详细了解其饮食、睡眠、大小便等情况,注意早期症状和发病迹象,如有可疑应立即隔离。观察期间该班不收新生,不转出幼儿,不与其他班接触,必要时可以停课。

需要注意的是,对离园(所)一个月以上或离开本地返回的幼儿,保教人员应向家长询问有无传染病接触史,查看行程码与健康码,并要经过医务人员重新检查,有无传染病症状。如园(所)内工作人员家人或幼儿家中发现传染病患者应及时上报,采用传染病防御隔离机制。

任务 4　认识消毒制度

案例导入

　　小美老师实习时,保育老师每天都让小美对班级里的用具、玩具及环境进行消毒,有些地方每天要消毒一次,有些地方每天要消毒两次。
　　请思考:消毒的具体内容和方法是什么?

任务要求

　　1. 掌握不同物品消毒的方法。
　　2. 了解消毒制度的内容和作用。

建立消毒制度是切断传染途径的重要措施,消毒制度应是托幼园所的常规工作,每天都须严格执行。

一、餐具的清洁与消毒

在幼儿用餐或者吃完点心后,保教人员应尽快把餐具带到厨房清洗干净。首先,用温的洗洁精水浸泡;然后,用专用抹布由里向外清洗,注意碗(杯)的口、边、底、柄是否清洗干净;最后,用流动水反复冲洗,直到冲洗干净。洗净的食具应排列整齐放入专用的盛器内,并送到指定地点进行消毒。常用的消毒方式是煮沸消毒法、蒸汽消毒法和消毒柜消毒。

二、幼儿毛巾的清洁与消毒

清洁幼儿毛巾时先用自来水浸湿,再用洗涤剂清洗,最后用流动水冲洗干净。清洗干净的毛巾可用煮沸 15～30 分钟或蒸汽消毒 10～15 分钟的方法进行消毒。

三、玩具的清洁与消毒

大型玩具每天用清水擦拭一次,每周要用清洁剂擦洗两次;小型玩具每天要进行整理、清洁。塑料玩具先用洗涤剂清洗,然后用流动水冲洗干净、沥干,消毒液浸泡 30 分钟后取出,用流动水冲洗干净,晒干备用;木质玩具先用清水抹布擦拭干净,再用消毒液擦拭,最后用清水擦干净;图书经常在日光下翻晒 2～4 小时。

四、厕所和便器的清洁与消毒

便器在每次使用后,保教人员应引导幼儿自己冲水。便盆每天清洁两次,在中午幼儿午睡时及下午幼儿离园后,应用刷子刷洗便池凹槽、抽水马桶的内侧以及便盆的内侧(定期使用洁厕液);用专用的抹布擦拭便盆的外侧、抽水马桶的水箱、盖子等。便盆、便池、抽水马桶擦后用清水冲洗干净。厕所及便器消毒时用消毒液浸泡 30 分钟,再用清水冲洗干净。

五、门把手、水龙头、桌椅等的清洁与消毒

清洁门把手、水龙头、桌椅等时,先用清水抹布清洁干净,再用消毒液抹布擦拭 2～3 次,滞留10 分钟后,用清水抹布清洗干净。

六、床上用品的清洁与消毒

全托园所每两周换洗床单、枕巾一次,日托每月一次。被褥每月晒一次,拆洗床上用品一次。晾晒时注意被褥之间间隔 40～50 cm,防止交叉感染。

七、清洁用具的清洁与消毒

清洁用具如抹布、拖把等每次使用过后应立即清洁,随后用消毒剂浸泡 30 分钟,用清水冲洗干净后放在太阳下暴晒即可。

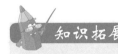

环境卫生制度

为幼儿提供一个整洁、优美的环境是十分重要的(见图 8-3-1)。环境是各种疾病传播的重要途径。如果幼儿生活在一个肮脏、污物满地的环境中,他们的健康就会受到很大的影响,因此建立健全的环境卫生制度是保证幼儿健康成长的重要措施。环境卫生制度应该包括:环境清扫制度,将全园室内外环境分片包干,不留死角;玩教具清理制度,要求本班教师和保育员定期清洗、整理玩教具;卫生检查制度,定期和不定期地检查环境卫生。规定检查项目、评分标准,以及奖励办法等。建立卫生检查制度可以提高园所工作人员维护环境卫生的自觉性。

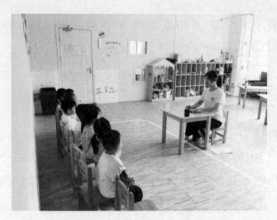

图 8-3-1　舒适的园内环境

小　结

一日生活制度及卫生保健是托幼园所一日生活的重要内容,保教人员应切实掌握并按照制度要求开展一日生活,做好幼儿一日生活的卫生与保健,守护幼儿的健康。本模块系统讲解了托幼园所的一日生活流程,讲解了制订生活制度的卫生学原理及如何制订合理的一日生活日程;从保育活动和教育活动两个方面讲解托幼园所保教活动的卫生与保健;剖析了托幼园所的卫生保健制度,包括健康检查制度、预防接种制度、隔离制度、消毒制度和环境卫生制度。

思考与练习

一、选择题

(一)单项选择题

1. 幼儿园应根据幼儿的年龄特点来制订一日生活日程,下列关于日程安排不合理的是(　　　)。

A. 年龄越小,学习活动时间越短　　　B. 年龄越小,户外活动时间越短

C. 年龄越小,睡眠时间越长　　　　　D. 年龄越小,休息时间越长

E. 年龄越小,吃饭时间越长

2. 教师要根据幼儿的个体差异进行教育,下列现象中不属于幼儿个体差异的是(　　)。

A. 某幼儿往常吃饭很慢,今天为了得到教师的表扬,吃得很快

B. 有的幼儿吃饭快,有的幼儿吃饭慢

C. 某幼儿动手能力很强,但语言能力弱于同龄幼儿

D. 男童通常比女童表现出更多的身体攻击行为

E. 女童在区域选择上比男童更倾向于娃娃家

3. 有时候幼儿不需要上学,但是在假期时依然按照幼儿园作息生活,这是因为大脑皮质机能活动的(　　)特点。

A. 始动调节
B. 动力定型

C. 镶嵌式活动原则
D. 优势原则

E. 休息互补

4. 《幼儿园工作规程》指出,幼儿园应制订合理的一日生活作息制度,幼儿的两餐间隔时间不少于(　　)小时。

A. 2.5
B. 3

C. 2
D. 3.5

E. 4

5. 下列不属于生活活动的是(　　)。

A. 打扫书桌卫生
B. 午睡休息

C. 语言学习
D. 离园

E. 进餐

6. 幼儿如厕时间最好不要超过(　　)。

A. 5分钟
B. 10分钟

C. 15分钟
D. 20分钟

E. 25分钟

7. 最适合婴幼儿的睡眠姿势是(　　)。

A. 双腿弯曲,向右侧卧睡
B. 双腿弯曲,向左侧卧睡

C. 仰面向上,臂放胸前
D. 面朝下,趴着睡

E. 站着睡

8. 塑料玩具的消毒方法是(　　)。

A. 蒸汽消毒
B. 消毒柜消毒

C. 消毒液擦拭
D. 煮沸消毒

E. 清水清洗

9. 《托儿所幼儿园卫生保健规范》要求保证儿童每日充足的户外活动时间,其中全日制儿童每日不少于(　　)小时。

A. 1
B. 2

C. 3
D. 3.5

E. 0.5

10. 下列说法正确的是(　　)。

A. 我国幼儿园通常不要求在该阶段教幼儿写字,这种做法符合保教结合原则

B. 为了安全起见要求幼儿园的所有幼儿尽量一起活动,这种做法违背了幼儿教育的启蒙性原则

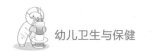

C. 有些幼儿园教师认为幼儿进餐、睡眠、吃水果是保育,上课是学习知识的唯一途径,这种想法违背了幼儿一日生活的整体性原则

D. 幼儿园培养特长幼儿的做法符合培养精英的教育原则

E. 幼儿园教师应该只做教育工作,保育工作不需要做

(二)多项选择题

1. 盥洗的内容主要包括(　　　)。

A. 洗手 　　　　　　　　　　B. 洗脸

C. 刷牙 　　　　　　　　　　D. 漱口

E. 洗脚

2. 晨检的内容主要包括(　　　)。

A. 一摸 　　　　　　　　　　B. 二看

C. 三问 　　　　　　　　　　D. 四查

E. 五测

3. 餐具常用的消毒方式是(　　　)。

A. 煮沸消毒法 　　　　　　　B. 蒸汽消毒法

C. 消毒柜消毒 　　　　　　　D. 日晒消毒

E. 消毒液擦拭

二、判断题

1. 预防接种不利于身体健康,没有疾病的幼儿可以不用接种。　　　　　　　　　　(　　)

2. 幼儿厕所用清水冲洗干净即可,不需要消毒已经很干净了。　　　　　　　　　　(　　)

3. 幼儿在进行了兴奋的活动后应适当休息,才可进行下一活动。　　　　　　　　　(　　)

4. 幼儿吃饭应该每天定量,吃不下也要极力劝说其吃完定量饭菜。　　　　　　　　(　　)

5. 幼儿园后勤工作人员没有接触到幼儿,有传染病也可以继续上班。　　　　　　　(　　)

三、简答题

1. 简述合理制订幼儿一日生活制度的原则。

2. 睡眠前的准备工作内容有哪些?

3. 幼儿园隔离制度的具体内容是什么?

四、实训任务

1. 尝试为幼儿园制订冬季的一日生活日程。

2. 小明户外活动回来,有点流鼻涕,手玩户外玩具弄得有点灰尘。作为保育人员,现在应该对小明实施什么盥洗措施?

3. 小明今天入园时家长自述接触过手足口病患者,体温检测为37℃,自述无不舒服症状。现应该如何应对?

图书在版编目(CIP)数据

幼儿卫生与保健/吴樱樱,何晓秋主编. —上海:复旦大学出版社,2022.8
ISBN 978-7-309-16184-7

Ⅰ.①幼… Ⅱ.①吴…②何… Ⅲ.①幼儿-卫生保健-教材 Ⅳ.①R174

中国版本图书馆 CIP 数据核字(2022)第 093641 号

幼儿卫生与保健

吴樱樱 何晓秋 主编
责任编辑/赵连光

复旦大学出版社有限公司出版发行
上海市国权路 579 号 邮编:200433
网址:fupnet@ fudanpress. com http://www.fudanpress.com
门市零售:86-21-65102580 团体订购:86-21-65104505
出版部电话:86-21-65642845
杭州日报报业集团盛元印务有限公司

开本 890×1240 1/16 印张 13.75 字数 388 千
2022 年 8 月第 1 版
2022 年 8 月第 1 版第 1 次印刷
印数 1—4 100

ISBN 978-7-309-16184-7/R・1940
定价:48.00 元